U0254491

中医必读经典和必背方剂

李志　敖素华　冉志玲　主编

四川科学技术出版社

图书在版编目（CIP）数据

中医必读经典和必背方剂 / 李志，敖素华，冉志玲
主编 . — 成都：四川科学技术出版社，2023.11
ISBN 978-7-5727-1193-0

Ⅰ . ①中… Ⅱ . ①李… ②敖… ③冉… Ⅲ . ①中医典
籍②方剂学 Ⅳ . ① R2

中国国家版本馆 CIP 数据核字（2023）第 218655 号

中医必读经典和必背方剂

ZHONGYI BIDU JINGDIAN HE BIBEI FANGJI

主　编　李志　敖素华　冉志玲

出 品 人	程佳月
责任编辑	胡小华
责任出版	欧晓春
出版发行	四川科学技术出版社
地　　址	四川省成都市锦江区三色路 238 号新华之星 A 座
	传真：028-86361756　邮政编码：610023
成品尺寸	130mm×185mm
印　　张	8.75　字　数　175 千
照　　排	成都木之雨文化传播有限公司
印　　刷	四川机投印务有限公司
版　　次	2023 年 11 月第 1 版
印　　次	2024 年 1 月第 1 次印刷
定　　价	48.00 元

ISBN 978-7-5727-1193-0

《中医必读经典和必背方剂》编委会

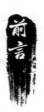

前言

　　中医住院医师规范培训是中医类医学生毕业后医学教育的重要组成部分，有助于优秀中医医师的培养。学经典、做临床是中医医师成长的必修课。中国医师协会毕业后医学教育中医部主任郑金福指出："中医规培目前存在的主要问题之一是中医思维薄弱，中医经典、中医理论指导临床实践能力不足，与合格中医医生的要求有差距。"中国工程院院士张伯礼针对中医规培提出："要遵循中医人才成长的规律，培养符合中医学特色的高水平应用型

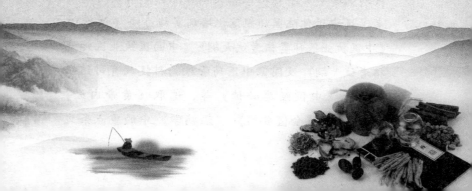

的中医人才。"

　　中医经典是传承中医药学理论体系与临床经验的重要载体，引导和加强中医规培学员对《黄帝内经》《伤寒论》《金匮要略》《温病学》等中医经典重点条文的学习、背诵，夯实中医药理论基础，掌握中医药经典著作的理论精髓，对于训练中医思维、提高辨证论治水平、培养优秀中医人才具有十分重要的意义。方剂学是中医学理论体系理、法、方、药的重要组成部分，是连接中医基础理论与临床的桥梁，也是全国执业医师、规培结业考试的必考科目。熟练掌握中医常用方剂是一名优秀中医临床医师的必备技能。由于上述课程内容繁多，难于记忆，如何快速简便地掌握该门课程是师生普遍关心的问题。

　　为了适应当前中医住院医师规培工作的需要，帮助规培学员学习记忆相关知识点，本书编写时参考了《中医住院医师规范化培训实施办法（试行）》《中医执业医师资格考试大纲》《中西医执业医师资格考试大纲》及国家中医药管理局科技教育司组织编写的《中医经典必读》等，选取《黄帝内经》《伤寒论》《金匮要略》《温病学》中的重点条文

120条。每一条条文包括原文、按语、语译三部分。同时，本书以简洁性、实用性为导向，选取了临床上常用的160首方剂，涉及临床内、外、妇、儿等各科，分别介绍了每首方剂的出处、组成、功用、主治、临床运用、方歌及巧记方法。本书编写时力求简洁明了，易学易记。希望本书的出版能为中医规培学员学习记忆中医经典和方剂提供有益的帮助，提高中医住院医师的规培质量。

　　由于首次编写，作者时间仓促，书中难免存在一些不足之处，望读者批评指正。

目　录

上编　中医必读经典

下编　中医必背方剂

上 编

中医必读经典

第一章 《黄帝内经》

第一节 宝命全形

【原文】上古之人，其知道者，法于阴阳，和于术数，食饮有节，起居有常，不妄作劳，故能形与神俱，而尽终其天年，度百岁乃去。（《黄帝内经·素问·上古天真论》）

【提要】本条提出了养生的具体法则。

【释义】上古时代那些懂得养生之道的人，效法自然界寒暑往来的阴阳变化规律，恰当地运用各种养生的方法，饮食有一定的节制，起居有一定的规律，不过分劳作，所以形体与精神能互相协调而保持健康，活到其生命能够达到的年龄，100 多岁才死去。说明了养生对祛病延年的重要意义，为中医养生学奠定了理论基础。

【原文】是故圣人不治已病治未病，不治已乱治未乱，此之谓也。夫病已成而后药之，乱已成而后治之，譬犹渴而穿井，斗而铸锥，不亦晚乎！（《素问·四气调神大论》）

【提要】本条提出了"不治已病治未病"的养生防病原则。

【释义】所以圣人不是等病已经发生再去治疗，而是在疾病发生之前就先进行防治，如同不等到乱子已经发生再去治理，而是在它发生之前治理。如果疾病已经发生，然后再去治疗，乱子已经形成，然后再去治理，那就如同临渴而掘井，战乱发生了再去制造兵器，一切都晚了。这段话从正反两方面强调治未病的重要性。

【原文】夫四时阴阳者，万物之根本也，所以圣人春夏养阳，秋冬养阴，以从其根；故与万物沉浮于生长之门，逆其根，则伐其本，坏其真矣。（《素问·四气调神大论》）

【提要】本段提出了"春夏养阳，秋冬养阴"是《黄帝内经》重要的养生原则。

【释义】四时阴阳的变化，是万物生命的根本，所以圣人在春夏季节保养阳气以适应生长的需要，在秋冬季节保养阴气以适应收藏的需要。顺从了生命发展的根本规律，就能与万物一样，在生、长、收、藏的生命过程中发展。如果违逆了这个规律，就会戕害生命之本，破坏真元之气。

第二节　阴阳应象

【原文】阴阳者，天地之道也，万物之纲纪，变化之父母，生杀之本始，神明之府也，治病必求于本。（《素问·阴阳应象大论》）

【提要】本条论述阴阳的基本概念、阴阳学说的基本内容及治病之本。

【释义】世界上的一切事物都在不断地运动、变化、发展，根源在于事物本身存在着相互对立、统一的阴阳两个方面。阴阳是宇宙间的一般规律，是一切事物的纲纪，是万物变化的起源，是事物产生与消亡的本原，是自然界事物运动变化的内在动力。"治病必求于本"之"本"指阴阳。

【原文】阴味出下窍，阳气出上窍。味厚者为阴，薄为阴之阳。气厚者为阳，薄为阳之阴。味厚则泄，薄则通。气薄则发泄，厚则发热。壮火之气衰，少火之气壮。壮火食气，气食少火。壮火散气，少火生气。（《素问·阴阳应象大论》）

【提要】本条论述药物饮食气味的阴阳属性及其性能，壮火、少火的概念及其对人体的影响。

【释义】药物饮食不仅有气味之别，气味还有厚薄之分。味属阴，所以趋向下窍，气属阳，所以趋向上窍。味为阴，则味厚为阴中之阴，味薄为阴中之阳。气为阳，则气厚为阳中之阳，气薄为阳中之阴。因此，凡是药物饮食，味厚者有泄下的作用，味薄者有通利小便的作用。气薄者有发汗解表的作用，气厚者有助阳发热的作用。药食气味纯阳者为壮火，药食气味温和者为少火。后世进一步丰富壮火、少火之义：少火指人体平和的阳气，具有温煦之功，是生理之火；壮火是阳气亢盛过度而化的亢烈火邪，损伤阴精，销蚀阳气，为病理之火。正常的阳气可以使元气振奋，因此"少火之气壮""气食少火""少火生气"；亢盛的阳气反能消耗元气，使之衰弱，因此"壮火之气衰""壮火食气""壮火散气"。

【原文】善诊者，察色按脉，先别阴阳；审清浊，而知部分；视喘息，听音声，而知所苦；观权衡规矩，而知病所主。按尺寸，观浮沉滑涩，而知病所生。以治无过，以诊则不失矣。（《素问·阴阳应象大论》）

【提要】本条论述先辨阴阳的诊法原则。

【释义】"察色按脉，先别阴阳"是中医学运用阴阳学说诊病的关键。临证无论察色或按脉，都必须先辨别其阴阳的盛衰，这是诊法的纲领。善于诊治的医生，通过诊察病人的色泽和脉搏，先辨别病证的阴阳属性；审察五色的浮泽或重浊，而知道病的部位；观察呼吸，听病人发出的声音，可以得知病人所患的病证；诊查四时色脉是否正常，分析是何脏腑之病；诊察寸口之脉，从其浮沉滑涩了解疾病产生的原因，这样在诊断上就不会出差错，治疗上也没有错漏了。

【原文】病之始起也，可刺而已；其盛，可待衰而已。故因其轻而扬之，因其重而减之，因其衰而彰之。形不足者，温之以气；精不足者，补之以味。其高者，因而越之；其下者，引而竭之；中满者，泻之于内；其有邪者，渍形以为汗；其在皮者，汗而发之；其慓悍者，按而收之；其实者，散而泻之。审其阴阳，以别柔刚，阳病治阴，阴病治阳，定其血气，各守其乡，血实宜决之，气虚宜掣引之。（《素问·阴阳应象大论》）

【提要】本条论述病证、病势、病位不同的各种治法。

【释义】病在初起的时候，可用针刺、刮痧等法而愈；当其病势正盛，必须待其稍微衰退，然后刺之而愈。病邪轻浅，病位在表者，使用发散解表法治之；病邪内结，病位在里者，使用泻下或其他攻削之法治之。形体虚弱者，当以温补其气；精气不足者，当补之以厚味。病位高者，如痰涎食积等停留在咽喉、胸膈、胃脘等部位，可用吐法；病位在下者，可用通利二便之法，使病邪从下而出；病位在中焦而胸腹胀满者，可用泻下之法；其邪在表，可用汤药浸渍以使出汗；邪在皮肤，可用发汗，使其外泄，以散邪气；邪气急猛，病势急暴者，应先用药物以遏其势，以缓其急，待病势收敛，病情缓解后，再审因论治；邪气盛实者，应区分邪之阴阳，用散邪或泄泻之法治疗。通过审其病之阴阳，以辨

别其刚柔，阳病应当治阴，阴病应当治阳；确定病
邪在气在血，更防其血病再伤及气，血实者用散泻
法，气虚者用补法。

第三节　藏气法时

【原文】黄帝问曰：人之居处、动静、勇怯，
脉亦为之变乎？岐伯曰：凡人之惊恐恚劳动静，皆
为变也。是以夜行则喘出于肾，淫气病肺；有所堕
恐，喘出于肝，淫气害脾；有所惊恐，喘出于肺，
淫气伤心；度水跌仆，喘出于肾与骨。当是之时，
勇者气行则已，怯者则着而为病也。故曰：诊病之
道，观人勇怯、骨肉、皮肤，能知其情，以为诊法
也。故饮食饱甚，汗出于胃。惊而夺精，汗出于心。
持重远行，汗出于肾。疾走恐惧，汗出于肝。摇体
劳苦，汗出于脾。故春秋冬夏，四时阴阳，生病起
于过用，此为常也。（《素问·经脉别论》）

【提要】本段提出了惊恐恚劳等因素对气血的
影响及"生病起于过用"的观点。

【释义】①惊恐恚劳等因素对气血的影响："凡
人之惊恐恚劳动静，（脉）皆为变也"说明情志、

饮食、劳倦等过度能够导致喘和汗等生理反应，喘和汗虽为生理现象，但如果体质不够强壮，喘、汗超过一定限度，则气血、经气被扰，五脏功能失调，日久即成为发病的重要原因。喘为肺气上逆的表现，但五脏气机失和均能通过经脉影响到肺而致喘，《难经》受此观点影响，有"呼出心与肺，吸入肾与肝"之说。"阳加于阴谓之汗"，汗虽为心液，但脏腑阳气内动均能蒸腾津液而出汗。这些例证既说明情志、饮食、劳倦等因素能够影响经脉气血的正常运行，导致所属脏腑的功能失常，也提示我们必须从脏腑经络间相互联系、相互影响的观点去认识疾病的机理，对后世医家以五脏为中心的辨证方法很有启发，是同病异治的理论依据。②生病起于过用：六气和七情本为天人之常理，其成为病因的一个重要条件就是经文中提到的"过用"。过用即过度作用。自然界气候变化和人体的正常生活行为，无论是饮食起居，还是劳作、情志等，通常情况下对人体没有伤害，但如果过度作用，超过了机体自我协调和适应的能力，就会损伤阴阳气血，影响脏腑功能，成为疾病发生的常见病因，这种病因观与古代"过犹不及""过则为灾"的哲理一脉相承。

因此"生病起于过用"体现了《黄帝内经》病因理论的学术特点,对指导疾病防治和养生有重要意义。

【原文】食气入胃,散精于肝,淫气于筋。食气入胃,浊气归心,淫精于脉。脉气留经,经气归于肺,肺朝百脉,输精于皮毛。毛脉合精,行气于府,府精神明,留于四藏,气归于权衡。权衡以平,气口成寸,以决死生。饮入于胃,遊溢精气,上输于脾,脾气散精,上归于肺,通调水道,下输膀胱。水精四布,五经并行。合于四时五藏阴阳,揆度以为常也。(《素问·经脉别论》)

【提要】本段提出了食物的代谢过程及水液的输布和调节。

【释义】①食物的代谢过程。食物经脾胃消化吸收后,一方面将精微物质布散到肝,通过肝的疏泄作用,滋养周身筋脉;另一方面将水谷精微中较稠厚的部分转输到心,通过心肺的气化作用,化为气血,行于经脉中,并借助肺朝百脉的作用,外达于皮毛,内输于五脏六腑,达到营养全身作用。②水液的输布和调节。胃为水谷之海,脾主运化水液,津液的化生源于脾胃的运化过程。津液的运行与输布则需要多个脏腑的共同作用，通过脾的布散，津液"上归于肺"，肺气的宣发和肃降推动津液运行，通过三焦水道濡润周身，即所谓"通调水道"。另外，津液也可通过肺气的宣发化为汗液排出体外，或经过肺气的肃降作用"下输膀胱"，在肾与膀胱的气化作用下或进一步蒸化而布散全身，或变为尿液排出体外。因此，津液的生成源自脾胃的运化，津液运行输布与代谢主要与脾、肺、膀胱（肾）、三焦等脏腑有关。

【原文】帝曰：脾病而四支不用，何也？岐伯曰：四支皆禀气于胃，而不得至经，必因于脾，乃得禀也。今脾病不能为胃行其津液，四支不得禀水谷气，气日以衰，脉道不利，筋骨肌肉，皆无气以生，故不用焉。（《素问·太阴阳明论》）

【提要】本条论述了脾主四肢肌肉的原理，脾病而四肢不用的机理，阐述了脾和胃在生理、病理上的密切关系。

【释义】"脾病而四支不用"是由于脾失运化，转输精微不力而导致四肢失养。在结构上脾胃以膜相连，在经脉上相互络属，互为表里。胃虽能受纳、腐熟水谷，却不能自行布散水谷之精微，必须依靠脾气散精的作用，才能把水谷精微转输到五脏六腑、皮肉筋骨、四肢百骸，充养全身上下。因此，当"脾病不能为胃行其津液"时，脾失运化，转输不利，胃所受纳的水谷之气失于布散，气血不充，筋骨肌肉失于滋养，则四肢软弱无力，不能随意运动，故"脾病而四支不用"。本条经文不仅指出了脾与胃之间的密切关系，而且揭示了脾具有转输、升清的生理功能，以及脾主四肢的原理，具有很重要的临床指导意义。临床常见的肌肉萎缩、不能正常运动之痿病等，可以参考本观点。

【原文】帝曰：脾不主时，何也？岐伯曰：脾者土也，治中央，常以四时长四脏，各十八日寄治，不得独主于时也。（《素问·太阴阳明论》）

【提要】本条论述"脾不主时理论"。

【释义】脾在五行中属土，主管中央之位，分旺于四时以长养四脏，在四季之末各寄旺十八日，故脾不单独主旺于一个时季，旨在强调，脾脏属土，为万物之母、五脏之本。人体脏腑、经脉、形体、官窍在各时令中，都离不开脾胃化生的水谷精气的滋养。脾胃精气充盛，则五脏安和；脾胃受损，则五脏不安。因此，临证时，应正确处理脾胃与其他脏腑的关系。

【原文】故生之来谓之精，两精相搏谓之神，随神往来者谓之魂，并精而出入者谓之魄。（《灵枢·本神》）

【提要】本条论述了精、神、魂、魄的概念及形成过程。

【释义】基于阴阳两气相交而产生的生命的原始物质，称作"精"；阴阳两精相互结合而形成的生命活力，称作"神"；伴随着神气往来存在的精神活动，称作"魂"；依傍着精气的出入流动而产生的神气功能，称作"魄"。

第四节 血气精神

【原文】所以任物者谓之心，心有所忆谓之意，意之所存谓之志，因志而存变谓之思，因思而远慕谓之虑，因虑而处物谓之智。（《灵枢·本神》）

【提要】本条论述了心、意、志、思、虑、智的概念及形成过程。

【释义】 首先由心承担接受事物之职；心感知事物后，根据记忆产生意念，称为意；意念积累之后形成对事物的认识称为志；对已形成的认识进行反复思考的过程称为思；通过反复思考，对事物进行由近及远，由浅入深的推理、预测，称为虑；经过深思远虑而做出正确的判断和处理，称为智。这种思维过程从感性到理性、由低级到高级，符合人的思维规律。

【原文】 黄帝曰：余闻人有精、气、津、液、血、脉，余意以为一气耳，今乃辨为六名，余不知其所以然。岐伯曰：两神相搏，合而成形，常先身生，是谓精。何谓气？岐伯曰：上焦开发，宣五谷味，熏肤，充身，泽毛，若雾露之溉，是谓气。何谓津？岐伯曰：腠理发泄，汗出溱溱，是谓津。何谓液？岐伯曰：谷入气满，淖泽注于骨，骨属屈伸，泄泽补益脑髓，皮肤润泽，是谓液。何谓血？岐伯曰：中焦受气取汁，变化而赤，是谓血。何谓脉？岐伯曰：壅遏营气，令无所避，是谓脉。(《灵枢·决气》)

【提要】本段提出了精、气、津、液、血、脉的生成。

【释义】黄帝说：听说人体有精、气、津、液、血、脉的说法，我认为这些不过是一种气罢了，现在却把它分为六种，我不懂这是怎么回事。岐伯说：男女交合之后，可以产生新的生命体，在形体出现以前，构成人体的基本物质，就叫作精。黄帝问：什么是气？岐伯说：上焦把饮食精微物质宣发布散到全身，可以温煦皮肤、充实形体、滋润毛发，就像雾露灌溉各种生物一样，这就叫作气。黄帝问：什么是津？岐伯说：肌腠疏泄太过，汗出过多，这样的汗就叫作津。黄帝问：什么是液？岐伯说：饮食入胃，水谷精微充满于周身，外溢部分输注于骨髓中，使筋骨关节可以屈伸灵活，渗出的部分可以补益脑髓，散布到皮肤，保持皮肤润泽的物质，就叫作液。黄帝问：什么是血？岐伯说：位于中焦的脾胃接纳饮食物，吸收其中的精微物质，经过气化变成红色的液体，这就叫作血。黄帝问：什么是脉？岐伯说：像隧道一样约束着营血的运行，不使它泛滥妄行，就叫作脉。

【原文】岐伯曰：精脱者，耳聋；气脱者，目不明；津脱者，腠理开，汗大泄；液脱者，骨属屈伸不利，色夭，脑髓消，胫酸，耳数鸣；血脱者，色白，夭然不泽；脉脱者，其脉空虚，此其候也。（《灵枢·决气》）

【提要】本条论述了六气异常的表现。

【释义】岐伯说：精气的大量耗损，会使人耳聋；气虚，可使人的眼睛看不清东西；津虚，腠理开泄，使人大量出汗；液虚，四肢关节屈伸不利，面色枯槁没有光泽，脑髓不充满，小腿酸软，经常耳鸣；血虚，面色苍白而不润泽；脉虚，脉管空虚下陷，以此作为六气异常的表现。

第五节　百病始生

【原文】阴者，藏精而起亟也，阳者，卫外而为固也。（《素问·生气通天论》）

【提要】本条论述了阴精与阳气的主要功能及其相互为用的关系。

【释义】"亟"，急也，连续不断的意思。"固"，固密、固护的意思。阴主内守，以藏精为其主要功能；阳主外运，以卫外为其主要职责。它们之间相互依存、相互为用。阴精是阳气的物质基础，阳气要发挥应有的作用，需要阴精的支持；阳气对阴精有固摄作用，阴精要藏守于内，需要阳气固密于外。

【原文】余知百病生于气也，怒则气上，喜则气缓，悲则气消，恐则气下，寒则气收，炅则气泄，惊则气乱，劳则气耗，思则气结。（《素问·举痛论》）

【提要】本条论述了"九气为病"的具体内容。

【释义】（黄帝说）我知道许多疾病是由于气机失调而发生的，如暴怒则气上逆，大喜则气涣散，悲哀则气消沉，恐惧则气下陷，遇寒则气收敛，受热则气外泄，受惊则气紊乱，过劳则气耗损，思虑则气郁结。

【原文】诸风掉眩，皆属于肝。诸寒收引，皆属于肾。诸气膹郁，皆属于肺。诸湿肿满，皆属于脾。诸热瞀瘛，皆属于火。诸痛痒疮，皆属于心。诸厥固泄，皆属于下。诸痿喘呕，皆属于上。诸禁鼓慄，如丧神守，皆属于火。诸痉项强，皆属于湿。诸逆冲上，皆属于火。诸胀腹大，皆属于热。诸躁狂越，皆属于火。诸暴强直，皆属于风。诸病有声，鼓之如鼓，皆属于热。诸病胕肿，疼酸惊骇，皆属于火。诸转反戾，水液浑浊，皆属于热。诸病水液，澄澈清冷，皆属于寒。诸呕吐酸，暴注下迫，皆属于热。（《素问·至真要大论》）

【提要】本条论述了疾病的病机与表现。

【释义】凡是风病，振摇眩晕，都属于肝。凡是寒病，收引拘急，都属于肾。凡是气病，喘急胸闷，都属于肺。凡是湿病，浮肿胀满，都属于脾。凡是热病，神志昏乱，肢体抽搐，都属于火。凡是疼痛，瘙痒疮疡，都属于心。凡是厥逆，二便不通或失禁，都属于下焦。凡是痿症，喘逆呕吐，都属于上焦。凡是口噤不开，鼓颌战抖，神志不安，都属于火。凡是痉病，颈项强急，都属于湿。凡是气逆上冲，都属于火。凡是胀满腹大，都属于热。凡是躁动不安，发狂越常，都属于火。凡是突发强直，都属于风。凡是因病有声，腹胀敲之如鼓响，都属于热。凡是皮肉肿胀溃烂，疼痛酸楚，惊骇不宁，都属于火。凡是转筋反折，排出浑浊的水液，都属于热。凡是排泄的水液澄明清冷，都属于寒。凡是呕吐酸水，急剧下利，都属于热。

【原文】逆者正治，从者反治，从少从多，观其事也。帝曰：反治何谓？岐伯曰：热因寒用，寒因热用，塞因塞用，通因通用，必伏其所主，而先其所因。（《素问·至真要大论》）

【提要】本条论述了正治反治和虚实寒热真假的治疗原则。

【释义】逆疾病证象而治，称为"正治法"；顺疾病证象而治，称为"反治法"，应用反治药的多少，要根据病情而定。黄帝问：反治是怎样的？岐伯说：即以热性药物治疗真寒假热之证，以寒性药物治疗真热假寒之证，用补益药治疗正虚所致的胀满闭塞不通之证，用通利攻下药治疗邪实于内的下利之证。治病一定要解决疾病的本质，又要找到其所发生的原因。

【原文】风雨寒热不得虚，邪不能独伤人。（《灵枢·百病始生篇》）

【提要】本条论述了正邪相争发病观，认为疾病的发生，邪气是必要条件，正气是主导因素。

【释义】虽有虚风邪气，只要人体正气不虚，就不能单独使人发病。以外感发病过程中的正邪关系说明了风雨寒热邪气的发病机理，既突出了邪气的作用，又强调了正气的主导地位。

第六节　病之形能

【原文】治之各通其藏脉，病日衰已矣，其未满三日者，可汗而已；其满三日者，可泄而已。（《素问·热论》）

【提要】本条论述了外感热病的治疗，体现了外感病的治疗以祛邪为主的思想。

【释义】疏通调治外感病病变所在的脏腑经络，主要包括汗与泄两种治疗方法。其未满三日者，邪仍在三阳之表，采用汗法，以疏通在表被郁之阳。其满三日者，邪热壅积于三阴之里，施行泄下之法，以泄里热。

【原文】帝曰：劳风为病何如？岐伯曰：劳风法在肺下。其为病也，使人强上冥视，唾出若涕，恶风而振寒，此为劳风之病。帝曰：治之奈何？岐伯曰：以救俛仰，巨阳引。精者三日，中年者五日，不精者七日。咳出青黄涕，其状如脓，大如弹丸，从口中若鼻中出，不出则伤肺，伤肺则死也。（《素问·评热病论》）

【提要】本条论述了劳风的病因、病机、治则及预后。

【释义】黄帝问：劳风这种病是怎样的呢？岐伯答：劳风发病在肺部，其发病的症状是头项僵直，头昏眩而视物不清，唾出的黏痰似涕，恶风而易发寒战，这就是劳风病。黄帝又问：那怎样治疗呢？岐伯答：首先要引导太阳经的阳气，以解郁闭之邪，通肺气，使其呼吸调畅、俯仰自如。通过这样的治疗，青壮年精力充沛，可三日而愈；中年人精气稍衰，五日可愈；老年人或精气不足的，须七日而愈。而咳出青黄色黏痰，其状似脓，凝结成块，大小像弹丸的劳风患者，应使其痰从口中或鼻中排出，如果不能排出，就要伤其肺，肺伤则死。

【原文】黄帝问曰：肺之令人咳，何也？岐伯对曰：五藏六府皆令人咳，非独肺也。帝曰：愿闻其状。岐伯曰：皮毛者，肺之合也，皮毛先受邪气，邪气以从其合也。其寒饮食入胃，从肺脉上至于肺，则肺寒，肺寒则外内合邪，因而客之，则为肺咳。五藏各以其时受病，非其时，各传以与之，人与天地相参，故五藏各以治时，感于寒则受病，微则为咳，甚则为泄、为痛。乘秋则肺先受邪，乘春则肝先受之，乘夏则心先受之，乘至阴则脾先受之，乘冬则肾先受之。（《素问·咳论》）

【提要】 本条论述了咳嗽的病因、病机及咳嗽与四时五脏的关系。

【释义】 黄帝问：肺脏有病，能使人咳嗽，这是什么道理呢？岐伯答：五脏六腑有病，都能使人咳嗽，不单是肺脏有病如此。黄帝说：请告诉我各种咳嗽的症状。岐伯说：皮毛为肺之合，皮毛先感受了寒邪，邪气就会从其合内传于肺。寒冷的饮食进入到胃里，寒气就循着肺经上至于肺脏，引起肺寒，内外之寒合并伤肺，致使肺气失调，宣降失职，上逆而为咳嗽。五脏各在其所主的时令受病，非主时受病是因为各脏所传变。人和自然界相应相合，故五脏各有其所主的时令，各脏在所主之时令受了寒邪就会得病。症状轻微的则为咳嗽，严重的寒邪入里就成为腹泻、腹痛。所以，秋天，肺先受邪；春天，肝先受邪；夏天，心先受邪；当长夏太阴主时，脾先受邪；冬天，肾先受邪。

【原文】凡痹之客五藏者，肺痹者，烦满喘而呕；心痹者，脉不通，烦则心下鼓，暴上气而喘，嗌干，善噫，厥气上则恐；肝痹者，夜卧则惊，多饮数小便，上为引如怀；肾痹者，善胀，尻以代踵，脊以代头；脾痹者，四肢解墮，发咳呕汁，上为大塞；肠痹者，数饮而出不得，中气喘争，时发飧泄；胞痹者，少腹膀胱按之内痛，若沃以汤，涩于小便，上为清涕。（《素问·痹论》）

【提要】本条论述了五脏六腑痹证的临床表现。

【释义】凡痹病侵入五脏，症状各有不同：肺痹的症状是烦闷胀满，喘逆呕吐；心痹的症状是血脉不通畅，烦躁则心悸，突然气逆上壅而喘息，咽干，易嗳气，厥阴上逆则引起恐惧；肝痹的症状是夜眠多惊，饮水多而小便频数，疼痛循肝经由上而下牵引少腹如怀孕之状；肾痹的症状是腹部易作胀，骨萎而足不能行，行步时臀部着地，脊柱曲屈畸形，高耸过头；脾痹的症状是四肢倦怠无力，咳嗽，呕吐清水，上腹部痞塞不通；肠痹的症状是频频饮水而小便困难，腹中肠鸣，时而发生完谷不化的泄泻；膀胱痹的症状是少腹膀胱部位按之疼痛，如同灌了热水，小便涩滞不爽，上部鼻流清涕。

第七节　异法方宜

【原文】阳明者，五藏六府之海，主润宗筋，宗筋主束骨而利机关也。冲脉者，经脉之海也，主渗灌溪谷，与阳明合于宗筋，阴阳揔宗筋之会，会于气街，而阳明为之长，皆属于带脉，而络于督脉。故阳明虚，则宗筋纵，带脉不引，故足痿不用也。（《素问·痿论》）

【提要】本条主要论述了痿证的治疗原则。

【释义】阳明是五脏六腑营养的源泉，能濡养宗筋，宗筋主管约束骨节，使关节运动灵活。冲脉为十二经气血汇聚之处，输送气血以渗透灌溉分肉肌腠，与足阳明经会合于宗筋，阴经、阳经都总汇于宗筋，再会合于足阳明经的气街穴，故阳明经是它们的统领，诸经又都连属于带脉，系络于督脉。所以阳明经气血不足则宗筋失养而弛缓，带脉也不能收引诸脉，就使两足痿弱不用。

【原文】帝曰：医之治病也，一病而治各不同，皆愈，何也？岐伯对曰：地势使然也。（《素问·异法方宜论》）

【提要】本条提出了同病异治的具体法则。

【释义】黄帝问：医生治疗疾病，同病而采取各种不同的治疗方法，但结果都能痊愈，这是什么道理？岐伯答：这是由于地理环境不同，因此治法各有所宜。

【原文】帝曰：形弊血尽而功不立者何？岐伯曰：神不使也。帝曰：何谓神不使？岐伯曰：针石，道也。精神不进，志意不治，故病不可愈。今精坏神去，荣卫不可复收，何者？嗜欲无穷，而忧患不止，精气弛坏，荣泣卫除，故神去之而病不愈也。（《素问·汤液醪醴论》）

【提要】本条论述了"神不使"的含义及其临床意义。

【释义】本条强调了人体形神统一的思想。"神不使"即神机丧失。针石、汤液等不过是一种治疗方法而已。它们对疾病能否产生治疗作用，关键在于患病机体神机的作用。神机使则病可治，神机不使则病不可治。若病人神机丧失，志意已经散乱，不能对治疗做出反应，纵然有好的方法，神机不起应有的作用，病也不能愈。为什么会出现神机不使呢？是由于不懂得养生之道，嗜好欲望没有穷尽，忧愁患难又没有止境，以致于一个人的精气外泄衰败，营气运行凝涩，卫气失去正常功能，所以神机就会丧失而疾病不能痊愈。

【原文】平治于权衡，去菀陈莝，微动四极，温衣，缪刺其处，以复其形。开鬼门，洁净府，精以时服，五阳已布，疏涤五脏。（《素问·汤液醪醴论》）

【提要】本条论述了水肿的治疗原则及治疗方法。

【释义】治疗水肿要调节阴阳的偏盛偏衰，恢复其平衡状态，具体治疗方法有开鬼门（发汗）、洁净府（利小便）、去菀陈莝（除去恶血）以消散水邪的蓄积，祛除瘀血；并辅以针缪刺脉络，通络行水，温暖身体，固护阳气，则阴凝易散；活动四肢，助阳行气。故五脏阳气得以正常输布，五脏之郁滞得以疏通荡涤。

【原文】小大不利治其标；小大利治其本。（《素问·标本病传论》）

【提要】本条提出了标本先后缓急的治疗原则。

【释义】凡病见大、小便不通利症状者，先治其标，即先通利大、小便。若大、小便通利，则应缓则治本，即治疗原发病、基础病。

第二章 《伤寒论》

第一节 辨太阳病脉证并治

【原文】太阳之为病，脉浮，头项强痛而恶寒。（《伤寒论·辨太阳病脉证并治》）

【提要】本条论述太阳病的脉证提纲。

【释义】太阳经为六经之藩篱，统摄营卫，主一身之表，故外邪侵袭人体，太阳首当其冲。邪袭太阳，正气奋起抗邪，正邪交争于表，即为太阳病。外邪侵袭，卫气浮盛于表，向外抗邪，故脉浮。太阳经脉上额交巅，还出别下项，太阳受邪经气运行受阻，故头项强痛。外邪束表，卫气被遏，不能正常发挥"温分肉"功能，故恶寒。

【原文】太阳中风，阳浮而阴弱，阳浮者，热自发；阴弱者，汗自出，啬啬恶寒，淅淅恶风，翕

翕发热，鼻鸣干呕者，桂枝汤主之。（《伤寒论·辨太阳病脉证并治》）

【提要】本条论述太阳中风的脉证、病机、治法和方药。

【释义】太阳中风脉见阳浮而阴弱，既指脉象之浮缓，又代指病机之卫强营弱。风寒袭表，卫阳浮盛于外，见发热，脉轻取显浮；风性开泄，卫阳失固，营阴外泄，见汗出，汗出则营阴更伤，脉沉取显弱。卫气为风寒所伤，失其"温分肉"之职，加之汗出肌疏，则见恶寒、恶风；肺合皮毛，其气上通于鼻，外邪犯表，肺气不利，故见鼻鸣；外邪干胃，胃气上逆，则见干呕。治以桂枝汤解肌祛风，调和营卫。

【原文】太阳病，桂枝证，医反下之，利遂不止，脉促者，表未解也；喘而汗出者，葛根黄芩黄连汤主之。（《伤寒论·辨太阳病脉证并治》）

【提要】本条论述里热夹表邪下利的证治。

【释义】太阳病，桂枝证，当用汗解，若用攻下，必伤及胃肠，下利不止。脉来急促，当知胃肠虽伤，但正气仍能抗邪，欲还表而外出，此为表证未解，外邪内迫肠道之下利，宜解表为主，表解而利自止。若表病误下后，病邪入里化热，里热壅盛，肺胃之气不得清肃而上逆为喘，则为里热夹表邪之里证下利，治以葛根黄芩黄连汤解表清里，和中止利。

【原文】太阳病，头痛发热，身疼腰痛，骨节疼痛，恶风，无汗而喘者，麻黄汤主之。（《伤寒论·辨太阳病脉证并治》）

【提要】本条论述太阳伤寒的论治。

【释义】外邪袭表，正邪交争，表闭阳郁，不得宣泄，故发热；寒邪束表，卫阳被遏，失其温煦之职，故恶风。然此处之恶风，为恶寒之互词。寒为阴邪，其性收引，营阴闭郁故无汗。头项腰脊为太阳经脉循行之处，寒邪侵袭太阳经脉，经气运行不畅，故见头痛、腰痛、身疼、骨节疼痛。肺主气，外合皮毛，毛窍闭塞，肺失宣降，肺气不利，故气喘。由于其喘与毛窍闭塞相关，故言"无汗而喘"。其病机是风寒束表，卫阳被遏，营阴郁滞，经气不利，肺气失宣，故治以麻黄汤发汗解表，宣肺平喘。

【原文】伤寒表不解，心下有水气，干呕发热而咳，或渴，或利，或噎，或小便不利、少腹满，或喘者，小青龙汤主之。（《伤寒论·辨太阳病脉证并治》）

【提要】本条论述太阳伤寒兼水饮内停的证治。

【释义】"伤寒表不解"，除条文中所载发热外，应见恶寒、无汗、脉浮紧等症；"心下有水气"是水饮停蓄于心下胃脘部。此处近肺胃，水饮扰胃，胃气上逆则呕；水寒射肺，肺气失宣则咳。自"或渴"以下，皆为或然症。由于水饮之邪变动不居，可随三焦气机升降出入，或壅于上，或积于中，或滞于下，故其症状也多有变化。水停为患，一般不渴，但饮停不化，津液不滋，也可口渴，但多渴喜热饮，或饮量不多；水走肠间，清浊不分则下利；水寒滞气，气机不利，故小便不利，甚则少腹胀满；水寒射肺，肺气上逆则喘。诸或然症，并非必然出现，但病机关键为水饮内停。本证外有表寒，内有水饮，故治以小青龙汤解表蠲饮，表里同治。

【原文】太阳病，发汗后，大汗出，胃中干，烦躁不得眠，欲得饮水者，少少与饮之，令胃气和

则愈。若脉浮，小便不利，微热消渴者，五苓散主之。(《伤寒论·辨太阳病脉证并治》)

【提要】本条论述太阳之腑膀胱受邪，气化不利的证治。

【释义】发汗后以致大汗出，是汗不得法，必然伤津，而使胃中津液亏乏。胃不和则卧不安，胃干气燥，故致病人烦躁不得眠。津乏于内，必求助于外，故口渴欲得饮水。症轻者，可嘱病人少少地饮水，使津液慢慢地恢复，待胃气自然调和，则不药而愈。若在大汗后，脉仍浮且身有微热，此为太阳经表之邪未解，由于经脉属于脏腑，表邪则很容易由经内并于腑，邪与水结而影响膀胱气化功能。外有太阳表邪，内有膀胱蓄水，故用五苓散外疏内利，表里两解。

【原文】伤寒五六日中风，往来寒热，胸胁苦满，默默不欲饮食，心烦喜呕，或胸中烦而不呕，或渴，或腹中痛，或胁下痞硬，或心下悸、小便不利，或不渴、身有微热，或咳者，小柴胡汤主之。(《伤寒论·辨少阳病脉证并治》)

【提要】本条论述少阳病的证治。

【释义】"伤寒五六日中风"，即太阳病伤寒或者中风，过了五六天，出现了往来寒热等证，则反映邪已传入少阳。因少阳经脉行于胸胁，少阳受邪，经气不利，故见胸胁苦满。"默默"形容表情抑郁，静默寡言，是反映胆气内郁的精神状态。"不欲饮食"则是肝胆疏泄不利，影响了脾胃运化功能，致使胃口不开、食欲不振。少阳胆木内藏相火，气郁则火郁，郁火扰心则心烦。"喜呕"即指容易出现呕逆，乃少阳不和，胆热犯胃，胃失和降所致。少阳受邪，则半表半里之气不和，邪气有表里出入、乍进乍退之机，不仅使胆气内郁，而且三焦之气也往往为之不利。因此病变所及可达表里内外，以及上、中、下三焦之气不和，致使发生"或胸中烦而不呕，或渴，或腹中痛，或胁下痞硬，或心下悸、小便不利，或不渴、身有微热，或咳"等证。病在少阳半表半里，其治既不能发汗，更不能吐下，只有疏解少阳之郁滞，使枢机得利，三焦得通而达到表解里和的目的，故用小柴胡汤治之。

【原文】伤寒二三日，心中悸而烦者，小建中汤主之。（《伤寒论·辨太阳病脉证并治》）

【提要】 本条论述里虚伤寒而见心悸而烦的证治。

【释义】伤寒二三日，未经误治，应该有发热恶寒等表证，却见心悸而烦，宜当明辨。该证一未见热郁胸膈，二未见少阳邪扰，三未见阳明燥实内结，四未见水气凌心，必是里气先虚、气血不足，复被邪扰所致。而气血之生在于脾胃，脾胃不足，气血生化无源，气虚心无所主则悸，血虚神无所敛则烦。此证治法不可攻邪，当建立中气，调补气血，故以小建中汤主之。俾正气恢复，则邪去而正安。此安内攘外之法，有表里兼顾之义。

【原文】小结胸病，正在心下，按之则痛，脉浮滑者，小陷胸汤主之。（《伤寒论·辨太阳病脉证并治》）

【提要】 本条论述小结胸病的证治。

【释义】 小结胸病为痰热互结于心下的病证，病变部位局限，正在心下。病势和缓，按之则痛，不按则无显著疼痛。脉浮主热，脉滑主痰，这既是小结胸病的特征性脉象，也提示其病机为痰热互结。由于病位局限而病势较轻，故称小结胸病。治用小陷胸汤清热化痰开结。

【原文】伤寒汗出解之后，胃中不和，心下痞硬，干噫食臭，胁下有水气，腹中雷鸣，下利者，生姜泻心汤主之。（《伤寒论·辨太阳病脉证并治》）

【提要】本条论述胃虚不化，水气致痞的证治。

【释义】伤寒表证，通过发汗治疗，其表虽解，但"胃中不和"，究其原因，或因患者素体脾胃气弱，或是汗不如法损伤脾胃之气，以致邪气乘机内陷，寒热错杂于中，气机痞塞不通，脾胃升降失常，形成痞证。一般而言，心下痞应但满而不痛，按之柔软，此言"心下痞硬"，是谓按之心下有紧张感，说明本证除无形之气痞塞之外，还夹杂有水饮、食滞的有形之邪。然虽"心下痞硬"，却"按之不痛"，故仍属痞证而非结胸之证。"胁下有水气"，既言病机，提示本证有水饮内停中焦；又言症状，即胃脘两侧之胁下有水气相搏之辘辘作响。脾虚不运，胃气上逆，水食停滞于胃，故干噫食臭；水气流于胁下，或走于肠间，则肠鸣下利。治以生姜泻心汤和胃降逆，散水消痞。

【原文】伤寒发汗，若吐若下，解后，心下痞硬，噫气不除者，旋覆代赭汤主之。（《伤寒论·辨太阳病脉证并治》）

【提要】本条论述胃虚痰阻气逆的证治。

【释义】本证系胃气虚弱，痰浊内阻所致。伤寒发汗后，又误用吐、下之法，胃气受伤，升降运化失常，则津液不得转输而为痰，痰浊阻于中焦，气机不畅，而心下痞硬。脾胃虚弱，痰气交阻，则胃气上逆，而致噫气频作，或纳差、恶心、呕吐，舌苔白腻，脉缓或滑，乃胃虚痰阻之征。故用旋覆代赭以降逆化痰，益气和胃。

【原文】伤寒若吐若下后，七八日不解，热结在里，表里俱热，时时恶风，大渴，舌上干燥而烦，欲饮水数升者，白虎加人参汤主之。（《伤寒论·辨太阳病脉证并治》）

【提要】本条论述气分热盛，气阴两伤之证。

【释义】伤寒误用吐法或下法，表邪入里，伤津化燥，转为阳明热盛津伤证。"热结在里，表里俱热"，反映了本证的病因、病机及证候特点。"热结在里"，即热邪结滞在阳明之经，而胃肠尚无燥结；"表里俱热"，即身体内外俱热，是阳明里热外达，充斥内外，弥漫肌肤，可见身热汗出，不恶寒反恶热的阳明热证。阳明热盛，津气两伤，故口大渴，舌上干燥而烦，欲饮水数升。汗多不仅能伤津，亦能耗伤阳气，津气两伤，卫气不固，肌腠疏松，则不胜风袭，故见时时恶风。治用白虎加人参汤清热益气，生津止渴。

【原文】伤寒脉结代，心动悸，炙甘草汤主之。（《伤寒论·辨太阳病脉证并治》）

【提要】本条论述阴阳气血两虚，心失所养的证治。

【释义】阴阳气血两虚，脉搏不续，则见脉结代，即脉律不整，出现歇止；阴阳气血两虚，心脏失养，则见心动悸，即心中悸动不安。治用炙甘草汤以滋阴养血，通阳复脉。

第二节　辨阳明病脉证并治

【原文】阳明之为病，胃家实是也。（《伤寒论·辨阳明病脉证并治》）

【提要】本条论述阳明病辨证提纲。

【释义】"胃家"泛指胃与大肠，"实"即邪气盛实。阳明为多气多血之腑，阳气旺盛，是以邪入阳明，多从燥化。胃肠燥热亢盛，其病变以热实为特征，细分又有热证、实证的区别。热证为燥热之邪尚未与肠中糟粕互结，无形之邪热弥漫全身；实证为燥热之邪与肠中糟粕互结，形成燥屎而阻于肠道。然无论热证、实证，均属燥热实证，故以"胃家实"概之。

【原文】阳明病，发热汗出者，此为热越，不能发黄也。但头汗出，身无汗，剂颈而还，小便不利，渴引水浆者，此为瘀热在里，身必发黄，茵陈蒿汤主之。（《伤寒论·辨阳明病脉证并治》）

【提要】本条论述湿热郁蒸于里而致发黄的证治。

【释义】阳明病发热汗出，是内热蒸腾，热邪能够向外发越，故不能发黄。若发热仅伴头汗出，而颈部以下周身无汗，是热为湿郁不能宣泄外达而蕴结于里。湿热郁滞于里，致三焦气化失司，可见小便不利。湿热交阻，气化不利，津液不布，且热伤津液，则渴引水浆。湿热郁蒸，瘀热在里，熏蒸肝胆，胆热液泄，胆汁外溢肌肤而发黄，治疗宜用茵陈蒿汤清热泄湿，利胆退黄。

【原文】三阳合病，腹满身重，难以转侧，口不仁，面垢，谵语遗尿。发汗则谵语。下之则额上生汗，手足逆冷。若自汗出者，白虎汤主之。（《伤寒论·辨阳明病脉证并治》）

【提要】本条论述三阳合病，邪热偏重于阳明的证治及治禁。

【释义】本句属倒装句法，"若自汗出者，白虎汤主之"应接"谵语遗尿"之后。三阳合病，即太阳、阳明、少阳三经同时发病。然从症状表现看，实际以阳明热盛为主。阳明热盛气壅，故见腹满；邪热弥漫，经气不利，故见身重、难以转侧；口为胃之外窍，阳明胃热炽盛，浊热上攻，则口不仁；足阳明经脉布于面，热浊之气熏蒸于上，故面垢；热扰神明，则谵语；热盛神昏，膀胱失约，则遗尿。"若自汗出者"是运用白虎汤的辨证关键，说明太阳、少阳之邪已转属阳明，为阳明一经之病。阳明无形之热充斥，治宜白虎汤辛寒清热。若误用辛温发汗，必更伤津液，使胃家燥热益甚，谵语加重。若误用苦寒泻下，因其里未成实，必伤正气，使阴液竭于下，阳气无所依附而脱于上，故见额上汗出、手足厥冷之症。

【原文】阳明病，脉迟，虽汗出不恶寒者，其身必重，短气，腹满而喘，有潮热者，此外欲解，可攻里也。手足濈然汗出者，此大便已硬也，大承气汤主之；若汗多，微发热恶寒者，外未解也，其热不潮，未可与承气汤；若腹大满不通者，可与小承气汤，微和胃气，勿令至大泄下。（《伤寒论·辨阳明病脉证并治》）

【提要】本条论述表里证的辨别及大小承气汤的运用。

【释义】阳明热实内结，气机阻滞，脉道不利，故脉必迟而有力。汗出不恶寒者，说明表证已解，病属阳明。阳明实热内结，经腑不通，经气不通则身重，腑气不畅则腹满，肺气不降则短气喘促，潮热说明阳明腑实证已成，可用承气之辈攻下里实。四肢禀气于脾胃，阳明燥热内结，不能作周身之汗，仅蒸汗于手足，故手足濈然汗出。燥屎既成，当用大承气汤攻下，发热恶寒而见汗多，为表证未解；其热不潮，则腑实未成，禁用攻下；若腹大满不通，但未见手足濈然汗出等症，说明病机侧重于腑气壅滞，其燥热结实不甚，故用小承气汤轻下通便，以和胃气，不宜用大承气汤峻攻，以免过剂伤正。

第三节　辨少阳病脉证并治

【原文】少阳之为病，口苦，咽干，目眩也。（《伤寒论·辨少阳病脉证并治》）

【提要】本条论述了少阳病的提纲证。

【释义】少阳胆腑，内藏胆汁，主枢机而寓相火。太阳表邪化热内传少阳，枢机不利，气郁化火，胆火上炎，胆汁上逆，故口苦。口苦揭示了少阳病病位在胆，性质属热的特点，故置于提纲证三症之首。胆火上炎，灼伤津液则咽干。肝开窍于目，肝胆互为表里，内有经络相连，足少阳之脉起于目锐眦，胆火循经，上扰目窍，必头目昏眩。口苦、咽干、目眩三症反映了少阳病胆火上炎，灼伤津液，火气为病的特点，故可作为少阳病的提纲证。

第四节 辨太阴病脉证并治

【原文】太阴之为病，腹满而吐，食不下，自利益甚，时腹自痛。若下之，必胸下结硬。（《伤寒论·辨太阴病脉证并治》）

【提要】本条论述太阴病的提纲证及误下后变证。

【释义】本证以腹满而吐、食不下、自利益甚、时腹自痛为辨证要点。脾阳虚弱则失于温煦运化，寒湿内阻，气机壅滞，故见腹部胀满和时腹自痛。清阳不升，浊阴不降，胃气上逆则呕吐。中阳不运，纳化失司，则食不下。脾虚不升，寒湿下注则自利，大便稀溏。上述脾虚寒湿证，治疗当温中散寒，健脾燥湿。如误将腹满时痛、呕吐、食不下为阳明腑实而妄用攻下，则徒伤中阳，中气益虚，气虚不运，寒湿凝滞，结于胸下，可导致胸下结硬等虚实夹杂的变证。

【原文】自利不渴者，属太阴，以其藏有寒故也，当温之，宜服四逆辈。（《伤寒论·辨太阴病脉证

并治》）

【提要】本条论述太阴病的主证、病机和治则。

【释义】本证以自利、不渴为辨证要点。脾阳虚弱，运化失职，寒湿内盛，清阳不升，寒湿下趋，则自发泄利；因无热邪，仅是中焦脾胃阳虚，寒湿内停，且下利轻，津未伤，故口不渴。自利不渴是太阴病的典型症状之一。太阴病总的病机为脾脏虚寒，故称"藏有寒"，治当温中散寒，健脾燥湿，轻者单纯脾胃虚寒选用理中汤（丸），重者当用四逆汤一类的方剂。

第五节　辨少阴病脉证并治

【原文】少阴之为病，脉微细，但欲寐也。（《伤寒论·辨少阴病脉证并治》）

【提要】本条论述少阴病的提纲证。

【释义】少阴包括心肾两脏，心主血、主神明，属火；肾主水、藏精，内寓真阴真阳。病至少阴，心肾虚衰，阴阳气血俱不足。阳气衰微，鼓动无力，故脉微；阴血不足，脉道不充，则脉细。《黄帝内经·素问·生气通天论》曰"阳气者，精则养神，

柔则养筋"，阳虚不能养神故精神萎靡，肾虚精气
不足则体力疲惫，因此患者呈似睡非睡、闭目蜷卧
的衰弱状态。"脉微细"反映阴阳俱衰，"但欲寐"
反映心肾虚衰，以此脉症说明少阴病是以全身性虚
衰为病理特征的疾病，具有代表意义，所以作为少
阴病的提纲证。

【原文】少阴病，始得之，反发热，脉沉者，
麻黄细辛附子汤主之。（《伤寒论·辨少阴病脉证
并治》）

【提要】本条论述少阴病阳虚兼表证的证治。

【释义】少阴病以阳虚阴盛的里虚寒证为主，
多为无热恶寒，今始病即见发热，故"反发热"。
初得病即发热，多见于太阳病，然太阳病其脉当浮，
今脉不浮反沉，知非纯为表证。脉沉主里，为少阴
里虚寒之征象。此乃少阴阳虚，阴不出阳，少阴之
阳不足不能透达太阳，故见发热脉沉等少阴病阳虚
兼表证，谓之"太少两感"。表里同病，当区别表
里轻重缓急而确定表里先后治则。本证少阴阳虚里
寒，然未见呕吐、下利清谷、四肢厥逆等症，示人
里阳虚而不甚，故宜用麻黄细辛附子汤以温阳解表，

表里同治。

【原文】少阴病，得之二三日以上，心中烦，不得卧，黄连阿胶汤主之。（《伤寒论·辨少阴病脉证并治》）

【提要】本条论述少阴病阴虚火旺证的证治。

【释义】少阴心肾阴血素亏，感受外邪易从热化。心属火，位居上焦；肾属水，位居下焦。生理情况下，心火下交于肾，使肾水不寒，肾水上济于心，使心火不亢，谓之心肾相交、水火既济。若肾阴亏虚，不能上济于心，心火独亢于上，则"心中烦，不得卧"，是谓心肾不交、水火不济。本证肾阴亏虚、心火亢旺，治宜清心火、滋肾阴、交通心肾，方用黄连阿胶汤。

【原文】少阴病，二三日不已，至四五日，腹痛，小便不利，四肢沉重疼痛，自下利者，此为有水气。其人或咳，或小便利，或下利，或呕者，真武汤主之。（《伤寒论·辨少阴病脉证并治》）

【提要】本条论述少阴病阳虚水泛证的证治。

【释义】少阴病二三日不已，至四五日，邪气递深，肾阳日衰，阳虚寒盛，制水无权，可致水气不化，泛溢为患。水泛上焦，寒水犯肺，肺气上逆，则见咳嗽；水泛中焦，寒水犯胃，胃气上逆，则呕吐；水饮内停于肠，则腹痛下利；水停下焦，阳虚气化不行，则见小便不利；水泛肌表，浸淫肢体，则见四肢沉重、疼痛。水饮内停，变动不居，内而脏腑，外而四肢，上、中、下焦，无处不到，见症虽多，但总属肾阳虚衰兼水气为患，故用真武汤以温阳利水。

【原文】少阴病，下利清谷，里寒外热，手足厥逆，脉微欲绝，身反不恶寒，其人面色赤，或腹痛，或干呕，或咽痛，或利止脉不出者，通脉四逆汤主之。（《伤寒论·辨少阴病脉证并治》）

【提要】本条论述了少阴病阴盛格阳的证治。

【释义】本条所论之"下利清谷……手足厥逆，脉微"，为少阴寒化证典型脉证，在此基础上，若见"脉微欲绝"，则提示此证非一般性少阴寒化证，而是真阳衰竭之危候。阳气极虚，阴寒内盛，病生格拒之变，阴盛格阳，虚阳外浮，则身反不恶寒。虚阳上浮则面色赤，特点为嫩红色且游移不定。本证为阴盛格阳证，论中所云"里寒外热"实指内真寒外假热。由于阴阳格拒证势危重、复杂多变，故除主证外，又多有或然症：阴寒凝结，脾络不通则腹痛；阴寒犯胃，胃失和降，胃气上逆则干呕；虚阳上浮，扰及咽部则咽痛；阳气欲绝，下利至甚，无物可下，阴液将竭则利止脉不出。此证较四逆汤证危重，如进一步发展则会阴阳离决，已非四逆汤所能胜任，需大力回阳，急驱内寒，故用通脉四逆汤破阴回阳，通达内外。

【原文】少阴病，四逆，其人或咳，或悸，或小便不利，或腹中痛，或泄利下重者，四逆散主之。（《伤寒论·辨少阴病脉证并治》）

【提要】本段提出了少阴病阳郁厥逆的证治。

【释义】本条冠以"少阴病，四逆"，明确本证属少阴病，且以四逆为主证。然少阴病，四逆，以阳衰阴盛者居多，当伴见恶寒蜷卧、下利清谷、脉微细等里虚寒之症，治以四逆汤。本证四肢厥逆，既未见上述里虚寒征象，又治以四逆散，故其主要病机当为少阴枢机不利、阳气郁遏在里、不能透达于四末。阳气内郁所致四逆，一般程度较轻，多表现为手足不温或指头微寒，治宜疏畅气机、透达郁阳，方用四逆散。

第六节 辨厥阴病脉证并治

【原文】厥阴之为病，消渴，气上撞心，心中疼热，饥而不欲食，食则吐蛔，下之利不止。（《伤寒论·辨厥阴病脉证并治》）

【提要】本条论述厥阴病的辨证提纲。

【释义】厥阴肝为风木之脏，内寄相火，喜条达而主疏泄，与脾的运化功能关系密切。病入厥阴则木郁化火，疏泄失常，因而发生上热下寒的胃肠证候。热炽津伤则消渴，肝气横逆则气上撞心，肝火犯胃则心中疼热、胃中嘈杂似饥。木郁土虚，脾虚运化失常，故饥而不欲食。脾虚肠寒，谷入难消，致胃气上逆而呕吐；其人肠中素有蛔虫寄生，则因其喜温避寒，复闻食臭则蛔不安而上窜，故食则吐蛔；若误用下法，必致中气更伤，下寒更甚，从而发生下利不止的变证。

【原文】手足厥寒，脉细欲绝者，当归四逆汤

主之。(《伤寒论·辨厥阴病脉证并治》)

【提要】本条论述血虚寒凝致厥的证治。

【释义】本证以手足厥寒、脉细欲绝为辨证要点。血虚则脉道不充而见细脉，加之阴寒凝滞、脉道运行不畅，故脉细欲绝。血虚而寒凝经脉，气血运行不利，四肢失于温养而手足厥寒。治以当归四逆汤温经散寒，养血通脉。

【原文】热利下重者，白头翁汤主之。(《伤寒论·辨厥阴病脉证并治》)

【提要】本条论述厥阴热利的证治。

【释义】本条虽叙证简略，但"热利""下重"将白头翁汤证下利的病性和特点做了明确概括，为本证的辨证要点。"热利"当有下利脓血、红多白少、肛门灼热、大便臭秽、发热、口渴、尿赤、舌红、苔黄、脉数等症。"下重"即里急后重，可见腹痛急迫欲下，肛门重坠，欲便而不爽。因厥阴肝经湿热，气滞壅塞，下迫大肠，湿热邪毒郁滞肠道，伤及肠道脉络所致。治宜清热燥湿，凉肝止利，方用白头翁汤。

第三章 《金匮要略》

第一节 脏腑经络先后病脉证

【原文】问曰：上工治未病，何也？师曰：夫治未病者，见肝之病，知肝传脾，当先实脾。四季脾王不受邪，即勿补之。中工不晓相传，见肝之病，不解实脾，惟治肝也。夫肝之病，补用酸，助用焦苦，益用甘味之药调之。酸入肝，焦苦入心，甘入脾。脾能伤肾，肾气微弱，则水不行，水不行，则心火气盛，则伤肺；肺被伤，则金气不行，金气不行，则肝气盛。故实脾，则肝自愈。此治肝补脾之要妙也。肝虚则用此法，实则不在用之。经曰："虚虚实实，补不足，损有余"，是其义也。余脏准此。（《金匮要略·脏腑经络先后病脉证》）

【提要】本条从人体脏腑相关的整体观念出发，论述治未病的法则，包括已病防变和虚实异治。

【释义】人是一个有机的整体。脏腑之间具有相互资生、相互制约的关系，一脏有病，可影响他脏。故上工除治已病之脏外，亦注意调治未病之脏腑，以防疾病传变。此即"治未病"之意。上工知晓肝病实证易传脾的规律，故在治肝的同时，亦注意调补未病之脾，以防肝病及脾。若脾气充盛，不易受邪，即勿补之。中工不懂肝病传脾之理，只知见肝治肝，往往导致肝病未愈，脾病又起。治病当分虚实。以肝病虚证为例，应用五行生克制化理论加以说明。酸入肝，肝虚当补之以本味，故补用酸；助用入心之焦苦，一是因为心火为肝木之子，子能令母实；二是肝虚易受肺金之侮，助心火可制肺金；益用入脾之甘味，目的在于补土制水以助火，从而制金，防其侮肝木，以利肝虚证的治疗。至于肝实病证，不宜用此法。条文最后引用经文，总结了虚实异治的法则：若虚证误用泻法，使正气更虚，谓之虚虚；实证误用补法，使病邪更盛，谓之实实。两者均为误治。治病当辨清虚实，虚则补之，实则泻之。肝病如此，其他诸脏亦以此类推。

【原文】夫人禀五常，因风气而生长，风气虽能生万物，亦能害万物，如水能浮舟，亦能覆舟。若五脏元真通畅，人即安和。客气邪风，中人多死。千般疢难，不越三条：一者，经络受邪，入脏腑，为内所因也；二者，四肢九窍，血脉相传，壅塞不通，为外皮肤所中也；三者，房室、金刃、虫兽所伤。以此详之，病由都尽……腠者，是三焦通会元真之处，为血气所注；理者，是皮肤脏腑之文理也。（《金匮要略·脏腑经络先后病脉证》）

【提要】本条从人与自然的关系论述了发病原因与疾病分类、防病措施及早期治疗。

【释义】人与自然关系密切。一方面，自然界提供人类赖以生存的基本条件；另一方面，自然界亦存在致病因素，可使人发病。人体正气具有抗病能力。若五脏元气充盛，气血流畅，脏腑、经络等功能协调，人体就不易受邪发病；若元气不足，脏腑功能失调，则客气邪风等致病因素易侵犯人体导致疾病发生，甚至使人死亡。疾病的产生虽有多种原因，但分析其发病原因、传变、病位等，不外乎三条：一是经络受邪，传入脏腑，此为正气不足，邪气乘虚入内；二是皮肤受邪，仅在血脉传注，使四肢九窍壅塞不通，其病在外；三是房室、金刃、虫兽等致病因素损伤人体。腠理是人体的一种组织，为三焦所主，与皮肤、脏腑关系密切，它既是元真相会之处，又是血气流注的地方。当人体对外抗御能力降低时，它可以成为外邪入侵的门户。

【原文】 夫病痼疾，加以卒病，当先治其卒病，后乃治其痼疾也。（《金匮要略·脏腑经络先后病脉证》）

【提要】 本条论述痼疾加卒病的先后治则。

【释义】 当痼疾和卒病同时存在时，应根据证情的先后缓急，急者先治，缓者后治。一般来说，痼疾日久势缓，卒病新起势急；且痼疾根深蒂固，难以速愈，卒病邪气尚浅，其病易除。先治卒病，能避免新邪深入，与痼疾相合。因此，痼疾加卒病当先治卒病，后治痼疾。

第二节　痉湿暍病脉证治

【原文】 太阳病，关节疼痛而烦，脉沉而细者，此名湿痹。湿痹之候，小便不利，大便反快，但当利其小便。（《金匮要略·痉湿暍病脉证》）

【提要】本条论述湿痹的主要脉证和治法。

【释义】湿痹本是湿邪侵犯太阳之表，并流注关节筋脉为主的一种病证，故以关节烦疼为特征。倘患者脾胃功能虚弱，或外湿内趋，则会形成内外湿相合的证候。脉沉主里，脉细为湿，亦属阴证。湿邪内阻，影响膀胱气化则小便不利。湿趋大肠则大便反快。若内湿不去，则阳气被遏，难以祛除外湿，故当利其小便。小便得利则内湿去、阳气通，有助于祛除外湿。

【原文】风湿，脉浮，身重，汗出恶风者，防己黄芪汤主之。（《金匮要略·痉湿暍病脉证治》）

【提要】本条论述风湿兼气虚的证治。

【释义】患者素体肌腠疏松，卫气虚弱，感受风湿则可引起气虚风湿的证候。气虚不固则汗出、恶风。风湿侵袭，阻滞气机则身重。脉浮既是表证，也是气虚的脉象。由于证属风湿兼气虚，故不可用麻黄发汗，应用防己黄芪汤益气固表、祛风化湿。

第三节　百合狐惑阴阳毒病脉证治

【原文】论曰：百合病者，百脉一宗，悉致其病也。意欲食复不能食，常默默，欲卧不能卧，欲行不能行，饮食或有美时，或有不用闻食臭时，如寒无寒，如热无热，口苦，小便赤，诸药不能治，得药则剧吐利，如有神灵者，身形如和，其脉微数……其证或未病而预见，或病四五日而出，或病二十日，或一月微见者，各随证治之。（《金匮要略·百合狐惑阴阳毒病脉证治》）

【提要】本条论述百合病的病因、病机、脉症、治疗原则和预后，是百合病的总纲。

【释义】心主血脉，肺朝百脉，心肺为百脉之宗。心肺正常，则气血调和而百脉皆得其养。如心肺一病，则百脉皆病，故"百脉一宗，悉致其病"。"宗"是指心肺而言。百合病是由心肺阴虚内热所致的症状百出的疾病。百合病的临床表现，一方面是心肺阴虚、心神不安所致变幻不定的证候，包括精神恍惚不定、常默默，以及饮食、行为、感觉失调等症状，如"意欲食复不能食……欲卧不能卧，欲行不能行……如寒无寒，如热无热"等。另一方面，有阴虚内热引起的口苦、小便赤、脉微数等症状。百合病的临床表现在时间先后上没有一定规律，其痊愈的时间也各不相同。治疗上应根据不同病因，随证治之。

【原文】百合病不经吐、下、发汗，病形如初者，百合地黄汤主之。(《金匮要略·百合狐惑阴阳毒病脉证治》)

【提要】本条论述百合病的证治。

【释义】百合病发病后经过一段时间，若没有误治，其临床表现和发病初期一样，病机仍属心肺阴虚内热，用百合地黄汤养心润肺、益阴清热。

第四节　中风历节病脉证并治

【原文】……邪在于络，肌肤不仁；邪在于经，即重不胜；邪入于腑，即不识人；邪入于脏，舌即难言，口吐涎。(《金匮要略·中风历节病脉证并治》)

【提要】本条论述中风病的病机及在络、在经、入腑、入脏的辨证。

【释义】中风所致的经脉痹阻，有轻有重。病变较轻者，邪中于络，营卫不能畅行于肌表，故肌肤麻痹不仁；病变较重者，邪中于经脉，以致气血不能运行于肢体，故沉重；病邪深入于腑，浊气蒙闭清窍，故昏不识人；心开窍于舌，诸脏经脉皆与舌相连，邪入于脏则心窍闭阻，故不能言语，口吐涎。

【原文】诸肢节疼痛，身体魁羸，脚肿如脱，头眩短气，温温欲吐，桂枝芍药知母汤主之。（《金匮要略·中风历节病脉证并治》）

【提要】本条论述风湿历节的证治。

【释义】身体魁羸，形容关节肿大、身体瘦弱。脚肿如脱，形容小腿肿胀且麻木不仁，似乎和身体要脱离一样。温温，指心中郁郁不舒。关节疼痛是因风湿流注于筋脉关节、气血通行不畅所致。病痛久不解，正气日衰，邪气日盛，身体逐渐消瘦。湿无出路，渐次化热伤阴，流注下肢，则两脚肿胀且麻木不仁。风与湿邪上犯，清阳不升则头眩；湿阻中焦，气机不利则短气，胃失和降则呕恶。治以桂枝芍药知母汤祛风除湿、温经散寒，佐以滋阴清热。

第五节　血痹虚劳病脉证并治

【原文】血痹阴阳俱微，寸口关上微，尺中小紧，外证身体不仁，如风痹状，黄芪桂枝五物汤主之。（《金匮要略·血痹虚劳病脉证并治》）

【提要】本条论述血痹重证的证治。

【释义】"阴阳俱微"是素体营卫气血不足所致；"寸口关上微，尺中小紧"是阳气不足、阴血涩滞的表现。血痹病以局部肌肤麻木不仁为特征，如受邪较重，可兼有酸痛不适感，所以"如风痹状"。但并非风痹，因风痹是以疼痛为主，血痹是以麻木为主，故须注意区别。治以黄芪桂枝五物汤益气通阳，和营行痹。

【原文】夫失精家，少腹弦急，阴头寒，目眩发落，脉极虚芤迟，为清谷、亡血、失精。脉得诸芤动微紧，男子失精，女子梦交，桂枝加龙骨牡蛎汤主之。（《金匮要略·血痹虚劳病脉证并治》）

【提要】本条论述虚劳失精、梦交的证治。

【释义】久患失精之人，阴精耗损难复，精血不能上荣头目，则目眩发落。遗精日久阴损及阳，肾阳不足失于温煦，故少腹弦急、阴部寒冷。"脉极虚芤迟……女子梦交"，说明同一种疾病可以出现不同的脉象，如失精家既可见极虚芤迟之脉，亦可见芤动微紧之脉；反之，不同的疾病也可以见到相同之脉，如失精、亡血、下利清谷均可见极虚芤迟之脉，失精、梦交也可见芤动微紧之脉。极虚芤迟和芤动微紧属同类脉象，均为阴阳两虚所致。阳失去阴的涵养，浮而不敛；阴失去阳的固摄，走而不守。阴阳不和，心肾不交，故治以桂枝加龙骨牡蛎汤调和阴阳、潜阳固摄。

【原文】五劳虚极羸瘦，腹满不能饮食，食伤、忧伤、饮伤、房室伤、饥伤、劳伤、经络荣卫气伤，内有干血，肌肤甲错，两目黯黑。缓中补虚，大黄蟅虫丸主之。（《金匮要略·血痹虚劳病脉证并治》）

【提要】本条论述虚劳干血的证治。

【释义】五劳、七伤是导致虚劳的病因。劳伤日久不愈，身体极度消瘦。正气虚极，不能推动血脉正常运行，从而产生瘀血，瘀血日久者谓之"干血"。瘀血内停，阻滞气机，脾失健运，故腹满不能饮食；瘀血不去，新血不生，肌肤失养，故皮肤粗糙如鳞甲状；血不上荣，故两目黯黑。本条病机为因虚致瘀，瘀久成劳，瘀血不去则新血不生。故治以大黄䗪虫丸祛瘀生新，缓中补虚。

第六节　肺痿肺痈咳嗽上气病脉证治

【原文】大逆上气，咽喉不利，止逆下气者，麦门冬汤主之。（《金匮要略·肺痿肺痈咳嗽上气病脉证治》）

【提要】本条论述虚热肺痿的证治。

【释义】由于津液耗伤，导致肺胃阴虚，虚火上逆，肺气失于清肃，上逆则喘咳；热灼津液，故咽喉干燥、痰黏难咳。治疗当滋阴清热，止火逆，降肺气，方用麦门冬汤。

【原文】肺胀，咳而上气，烦躁而喘，脉浮者，心下有水，小青龙加石膏汤主之。（《金匮要略·肺痿肺痈咳嗽上气病脉证治》）

【提要】本条论述外寒内饮夹热的咳喘证治。

【释义】本证素有水饮内伏、复感风寒而诱发肺胀。水饮犯肺，肺气失于宣降，故喘咳上气、胸胁胀满；饮邪郁而化热，热扰心神，故烦躁；风寒袭表，故脉浮。本证病机为外寒内饮夹热，治当解表化饮、清热除烦，方用小青龙加石膏汤。

第七节　胸痹心痛短气病脉证治

【原文】师曰：夫脉当取太过不及，阳微阴弦，即胸痹而痛，所以然者，责其极虚也。今阳虚知在上焦，所以胸痹、心痛者，以其阴弦故也。（《金匮要略·胸痹心痛短气病脉证治》）

【提要】本条论述胸痹心痛的病机。

【释义】本条论述了胸痹心痛的病机是"阳微阴弦"，"阳微"即上焦阳气不足、胸阳不振之意；"阴弦"为阴寒邪盛、水饮内停之征。上焦阳虚，阴寒内盛，阴乘阳位，痹阻胸阳，而导致胸痹心痛，在脉象上可表现为寸脉微而尺脉弦。正虚之处，正是留邪之所，故曰"所以然者，责其极虚也"，病机以阳虚阴盛为主。

【原文】胸痹之病，喘息咳唾，胸背痛，短气，

寸口脉沉而迟，关上小紧数，栝蒌薤白白酒汤主之。（《金匮要略·胸痹心痛短气病脉证治》）

【提要】本条论述胸痹的典型证治。

【释义】胸痹临证常见"喘息咳唾，胸背痛，短气"之症。寸候上焦，寸口脉沉而迟为胸阳不振；关候中焦，关上小紧数，为寒饮内停、正邪交争之脉象。由于胸阳不振，肺失肃降，故喘息咳唾、短气；痰浊阻滞，胸阳不宣，心脉痹阻，故胸背痛。

第八节　腹满寒疝宿食病脉证治

【原文】病腹满，发热十日，脉浮而数，饮食如故，厚朴七物汤主之。（《金匮要略·腹满寒疝宿食病脉证治》）

【提要】本条论述腹满里实兼表证的证治。

【释义】"病腹满，发热十日"说明腹满出现在发热之后。病十日，脉不浮紧而浮数，腹部又见胀满，可见病情不完全在表，已趋向于里，并且里证重于表证。"饮食如故"表示病变重点不在胃，而在肠。证系太阳表证未解兼见阳明腑实，故用表里双解的厚朴七物汤治疗。

【原文】腹中寒气，雷鸣切痛，胸胁逆满，呕吐，附子粳米汤主之。（《金匮要略·腹满寒疝宿食病脉证治》）

【提要】本条论述中焦虚寒，寒饮上逆的腹痛呕吐证治。

【释义】本条证候的病位在腹中，其主证为腹痛、肠鸣。由于中焦脾胃虚寒，不能运化水湿，寒饮留滞于肠胃，故雷鸣切痛；寒气上逆，则胸胁逆满、呕吐。治以附子粳米汤散寒降逆，温中散寒，化饮降逆。

第九节　五脏风寒积聚病脉证并治

【原文】肾着之病，其人身体重，腰中冷，如坐水中，形如水状，反不渴，小便自利，饮食如故，病属下焦，身劳汗出，表里冷湿，久久得之，腰以下冷痛，腹重如带五千钱，甘姜苓术汤主之。（《金匮要略·五脏风寒积聚病脉证并治》）

【提要】本条论述肾着病的成因和证治。

【释义】肾着由寒湿痹着腰部所致，因腰为肾之外府，故名肾着。其成因为劳动汗出，湿衣贴身，致使寒湿侵袭、阳气痹阻。症见腰中冷，如坐水中，形如水状，腰以下冷痛，腰重如带五千钱。因病属下焦，但未及内脏，故口不渴、小便自利、饮食如故。因其病不在肾之本脏，而在肾之外府，治疗时只需将经络肌肉的寒湿祛除，则肾着可愈。方用甘姜苓术汤以温中健脾，散寒除湿。

第十节　痰饮咳嗽病脉证并治

【原文】问曰：四饮何以为异？师曰：其人素盛今瘦，水走肠间，沥沥有声，谓之痰饮；饮后水流在胁下，咳唾引痛，谓之悬饮；饮水流行，归于四肢，当汗出而不汗出，身体疼重，谓之溢饮；咳逆倚息，短气不得卧，其形如肿，谓之支饮。（《金匮要略·痰饮咳嗽病脉证并治》）

【提要】本条论述痰饮病的分类和主证。

【释义】问：四饮症状有哪些不同呢？答曰：饮停于胃，脾运失常，饮食不化精微，反停聚为饮，肌肉失于充养，则形体消瘦。饮在肠间，与气相击，故沥沥有声，因此凡水饮流走肠胃者，属痰饮；水饮流注胁下，影响肝肺气机升降，咳唾引胸胁疼痛者，属悬饮；水饮流行于四肢，使肺气失宣、脾气不运，当汗出而不汗出，身体疼痛而沉重者，属溢饮；水饮停于胸膈，致肺失宣降，心阳阻遏，出现咳嗽气喘倚息、短气不能平卧、外形如肿者，属支饮。

【原文】心下有痰饮，胸胁支满，目眩，苓桂术甘汤主之。（《金匮要略·痰饮咳嗽病脉证并治》）

【提要】本条论述痰饮停留心下的证治。

【释义】心下，即胃之所在，故此当属狭义痰饮证。饮停中州，阻碍气机，浊阴不降，弥漫于胸胁则支撑胀满；清阳不升，浊阴上蒙清窍则头昏目眩。病机属脾胃阳虚，痰饮中阻。治用苓桂术甘汤温阳化饮，健脾利水。

第十一节 消渴小便不利淋病脉证并治

【原文】男子消渴，小便反多，以饮一斗，小便一斗，肾气丸主之。（《金匮要略·消渴小便不利淋病脉证并治》）

【提要】本条论述下消的证治。

【释义】下消不仅见于男子，女子亦有。本条指明"男子"，强调下消多见于男子。肾藏精，为水火之宅，主水液。肾阳虚，不能蒸腾津液以上润，故口渴；阳虚不能化气以摄水，水趋下源，故小便反多，即"以饮一斗，小便一斗"。用肾气丸补肾之虚，温阳化气，以恢复蒸津化气之功，则消渴自除。

第十二节　水气病脉证并治

【原文】师曰：病有风水、有皮水、有正水、有石水、有黄汗。风水，其脉自浮，外证骨节疼痛，恶风；皮水，其脉亦浮，外证胕肿，按之没指，不恶风，其腹如鼓，不渴，当发其汗；正水，其脉沉迟，外证自喘；石水，其脉自沉，外证腹满不喘；黄汗，其脉沉迟，身发热，胸满，四肢头面肿，久不愈，必致痈脓。（《金匮要略·水气病脉证并治》）

【提要】本条论述五种水气病的脉证。

【释义】水气病的形成，与脾、肺、肾三脏的关系最为密切。水气病分为五类：风水、皮水、正水、石水、黄汗。风水，关之于肺，因风邪袭表，肺主皮毛，卫外不固，故脉浮恶风；肺失宣降，水湿停滞，流注于关节，故骨节疼痛。皮水，关之肺脾，此时正虚为主不兼风邪，因肺气虚失于通调水道，脾气虚运化失司，故水湿内停，泛溢肌肤则一身浮肿，腹胀如鼓，不口渴，水停仍于上中焦，故应因势利导，发汗为宜。正水，关乎于肾，肾阳虚不能蒸化水湿，故水湿停滞，泛溢肌肤则浮肿；水湿上逆犯肺则喘；肾阳虚弱，失于温养，则可表现为腰膝酸冷，脉迟。石水，是皮水进一步加重所致，其病机为肾阳衰微，水湿不能蒸化，凝聚下焦，则小腹结满，小便不利，腰膝酸冷；不能上逆于肺，则不喘。黄汗，水湿郁表，继而湿郁化热，故身热，四肢头面浮肿；湿热不解，进一步侵入营分，邪热郁蒸，则汗出色黄；若久不愈，则易生痈脓。

【原文】师曰：诸有水者，腰以下肿，当利小便；腰以上肿，当发汗乃愈。(《金匮要略·水气病脉证并治》)

【提要】本条论述水肿病治疗的一般原则。

【释义】凡水气病，若见腰以下肿，则为阴，属里，水湿之邪在里在下，故用利小便之法，使水湿通过小便而排出。若见腰以上肿，为阳，属表，水湿之邪在表在上，故用发汗之法，使水湿通过汗液而散除。此为因势利导，亦即《黄帝内经》"开鬼门，洁净府"之法的体现。

【原文】风水恶风，一身悉肿，脉浮不渴，续自汗出，无大热，越婢汤主之。（《金匮要略·水气病脉证并治》）

【提要】本条论述肺失宣降、风水夹热所致水肿的证治。

【释义】本方为治风水之基础方剂。风水为病，以头面、四肢悉肿，肿势迅速，恶风，汗出，口渴，脉浮为临床特征。风邪外侵，内犯于肺，通调水道失职，水气内停，风水相激，推波助澜，遂泛滥于全身，形成风水。其治疗宜因势利导，治以越婢汤宣肺行水，内清郁热。

第十三节　黄疸病脉证并治

【原文】寸口脉浮而缓，浮则为风，缓则为痹，痹非中风。四肢苦烦，脾色必黄，瘀热以行。（《金

匮要略·黄疸病脉证并治》）

【提要】 本条论述湿热黄疸的发病机理。

【释义】 脉浮而缓，在伤寒是太阳表虚的脉象，在杂病"浮则为风"之"风"可作"热"理解，而缓为湿之症，"痹"有闭之意，指湿热蕴脾，并非风寒湿杂致之痹证。仲景恐人误认脉浮为外感，故插入"痹非中风"一句以示区别。脾主四肢、肌肉，脾有湿热，四肢必感重滞不舒；如湿热蕴积，蒸迫于血分，血行不畅，湿热瘀阻，脾色外现于体表，发为黄疸，故云"脾色必黄，瘀热以行"。

第十四节　呕吐哕下利病脉证治

【原文】 呕而肠鸣，心下痞者，半夏泻心汤主之。（《金匮要略·呕吐哕下利病脉证治》）

【提要】 本条论述寒热错杂的呕吐证治。

【释义】 寒热互结于中焦，脾胃升降失调导致上有呕吐，下有肠鸣，中有痞阻。胃气上逆则呕，脾失健运则肠鸣、泄泻。因其病变在中焦，故"心下痞"为其辨证的关键。方用半夏泻心汤散结除痞，和胃降逆。

第十五节　妇人妊娠病脉证并治

【原文】妇人宿有癥病，经断未及三月，而得漏下不止，胎动在脐上者，为癥痼害。妊娠六月动者，前三月经水利时，胎也；下血者，后断三月衃也，所以血不止者，其癥不去故也，当下其癥，桂枝茯苓丸主之。（《金匮要略·妇人妊娠病脉证并治》）

【提要】本条论述妊娠与癥病的鉴别及癥病漏下的治疗。

【释义】妇女素有癥病，停经不到三个月，又漏下不止，并觉脐上似乎有胎动，其实这不是真正的胎动，而是癥积作祟。病机为瘀血阻滞经气经脉，血不得滋养于胎，导致了胎动不安，故称"为癥痼害"。一般胎动均在怀孕 18～20 周出现，且此时胎动在脐下，且停经前三个月月经正常，受孕后胞宫按月增大，方可诊断为胎孕。若前三个月月经失常，后三个月又经停不行，胞宫也未按月增大，复见漏下不止，这是癥痼造成的。宿有癥积，血瘀气滞，所以经水异常，渐至经停；瘀血内阻，血不归经，则漏下不止。癥积不去，漏下难止，宜消癥化瘀，使瘀去血止，用桂枝茯苓丸治疗。

【原文】妇人怀妊，腹中疠痛，当归芍药散主之。(《金匮要略·妇人妊娠病脉证并治》)

【提要】本条论述了妊娠肝脾失调腹痛的证治。

【释义】肝藏血、主疏泄，脾主运化水湿，妊娠时血聚胞宫养胎，肝血相对不足，肝失调畅则气郁血滞，脾虚失运则湿生。妊娠肝脾失调腹痛，用当归芍药散养血调肝、渗湿健脾。

第十六节　妇人产后病脉证治

【原文】问曰：新产妇人有三病，一者病痉，二者病郁冒，三者大便难，何谓也？师曰：新产血虚，多汗出，喜中风，故令病痉；亡血复汗，寒多，故令郁冒；亡津液，胃燥，故大便难。(《金匮要略·妇人产后病脉证治》)

【提要】本条论述了新产妇人的病证及病机。

【释义】新产妇人好发三大病：痉病、郁冒、大便难。因新产妇人本就血耗津伤，气血不足，复感风邪，化燥伤阴，筋脉失于濡养，易中风，好发痉病。而产后血虚多汗，腠理开泄自体阳气虚故感寒，寒邪闭表，阳郁上冲，胃失和降则郁冒，临床表现为郁闷不舒，但头汗出，呕而不能食，脉微弱。血虚津亏，肠道失于濡养则大便干燥，难以排出。

第十七节　妇人杂病脉证并治

【原文】妇人咽中如有炙脔，半夏厚朴汤主之。（《金匮要略·妇人杂病脉证并治》）

【提要】本条论述痰凝气滞于咽中的证治。

【释义】本病即后世所称的"梅核气"。妇人自觉咽中有物梗塞，咯之不出，吞之不下，但于饮食吞咽无碍，可伴有胸闷叹息等症。本病多由情志不畅，气郁生痰，痰气交阻，上逆于咽喉之间而成。治疗用半夏厚朴汤解郁化痰，顺气降逆。

【原文】妇人脏躁，喜悲伤欲哭，象如神灵所作，数欠伸，甘麦大枣汤主之。（《金匮要略·妇人杂病脉证并治》）

【提要】本条论述脏躁的证治。

【释义】脏躁是因脏阴不足、虚热内扰所致。

一般表现为精神失常，无故悲伤欲哭，频作欠伸，神疲乏力，常伴有心烦失眠、情绪易于波动等。本病初起多由情志不舒或思虑过度，肝郁化火，久则伤阴耗液，心脾两虚所致。以甘麦大枣汤补益心脾，宁心安神。

第四章 《温病学》

第一节 《温热论》

【原文】温邪上受，首先犯肺，逆传心包。肺主气属卫，心主血属营。辨营卫气血虽与伤寒同，若论治法，则与伤寒大异也。（《温热论》）

【提要】本条论述外感温热病的病因、邪侵途径部位、传变趋势，以及同伤寒的区别。

【释义】"上受"指致病途径，指出温邪的传染途径为自口鼻而入，因口鼻全属清窍高居于阳位，在人体之上部，故称上受。"首先犯肺"，是指温热病的传变次第。肺居上焦，开窍于鼻，外合皮毛，与卫气相通，首先犯肺而出现的肺卫表征，属卫分证，主表，是第一阶段。"温病逆传心包"，是温病传变顺逆的概念，最早由吴又可提出，认为出表为顺，内陷为逆。从叶桂《温热论》的主旨来看，卫气营血是病邪浅深的标志，温邪由卫而气、而营、而血，由浅入深，逐步分传，称之为顺传。如果病情急重，传变迅速，则不按浅深分传而由肺卫内陷心营，出现逆传现象。逆传是一种逆候，反映了疾病的严重程度，是疾病凶险的表现。温病与伤寒的致病性质不同。温病之温邪伤阴，引起手太阴肺经的病变，伤寒之寒邪由毛窍而入，损伤阳气，引起足太阳膀胱经的病变。因此，两者治疗方法迥异，温病用药多辛凉、甘寒以救阴；伤寒则多辛温、甘温以救阳。

【原文】盖伤寒之邪留恋在表，然后化热入里，温邪则热变最速。未传心包，邪尚在肺，肺主气，其合皮毛，故云在表。在表初用辛凉轻剂。挟风则加入薄荷、牛蒡之属；挟湿加芦根、滑石之流。或透风于热外，或渗湿于热下，不与热相搏，势必孤矣。（《温热论》）

【提要】本条论述伤寒与温病治法不同的原因，提出温邪尚在肺卫，未传心包的治疗原则，以及挟风挟湿的治疗方法。

【释义】伤寒是伤于寒，寒为阴邪，化热较慢，所以留恋在表；温病是伤于温，温热为阳邪，化热较快，传变迅速。肺为清虚之脏，主气合皮毛，属表，温热之邪郁遏肺卫，与伤寒一样可同见表证，但由于受邪的性质不同，其传变和治法亦有不同。伤寒之寒邪"留恋在表，然后化热入里"，如在表未化热者，当用辛温散寒法。温病热邪初起即可见热证，当用辛凉轻剂，忌辛温表散。叶氏对卫分证，提出挟风加薄荷、牛蒡等；挟湿，加芦根、滑石等，即透风于热外的辛凉散风法和渗湿于热下的甘淡利湿法。"透风于热外"是治疗温热病外有风邪、内有里热的方法。"渗湿于热下"是治疗温热病挟湿而又湿重于热的方法。温热病湿重于热，热邪为水湿抑遏，不能外透，应使用利湿药分利水湿，热邪才能外透。

【原文】不尔，风挟温热而燥生，清窍必干，为水主之气不能上荣，两阳相劫也。湿与温合，蒸郁而蒙蔽于上，清窍为之壅塞，浊邪害清也。其病有类伤寒，其验之之法，伤寒多有变证，温热虽久，在一经不移，以此为辨。(《温热论》)

【提要】本条论述温邪未传心包、邪尚在肺的两种变证。

【释义】温邪挟风、两阳相合，风火交炽，津液受损，清窍失于濡养，其病机变化称为"两阳相劫"，其症状除肺卫表证外，可见鼻燥、口干等症状。"浊邪害清"是湿与热搏，湿热相蒸，蒸灼上焦，蒙蔽清窍，出现头目昏重、鼻塞、耳聋，甚至昏聩等症状。温邪挟湿与伤寒的鉴别：伤寒初起多为寒邪留恋在表，然后化热入里，始自太阳，再传少阳、阳明，或传入三阴，其传变过程中，证候性质会随之改变，因此有"伤寒多有变证"的说法。温邪挟湿多变化较慢，多因湿性黏腻、湿热缠绵交蒸于中焦，上蒙下流，弥漫三焦，相对伤寒而言传变较慢，因此有叶氏所言"在一经不移"的说法。

【原文】前言辛凉散风，甘淡驱湿，若病仍不解，是渐欲入营也。营分受热，则血液受劫，心神不安，夜甚无寐，或斑点隐隐，即撤去气药，如从风热陷入者，用犀角、竹叶之属；如从湿热陷入者，犀角、花露之品，参入凉血清热方中。若加烦躁，大便不通，金汁亦可加入。老年或平素有寒者，以人中黄代之。急急透斑为要。（《温热论》）

【提要】本条论述邪入营分的证治。

【释义】前论温病邪在肺卫，挟风者辛凉散风，以"透风于热外"；挟湿者，当甘淡驱湿，以"渗湿于热下"。若病仍不解者，乃因邪热已渐传入营分。心主血属营而藏神，心营热盛则心神被扰，营阴伤则神失所养，故营热阴伤则心不藏神，心神外越而症见心神不安、夜甚无寐。若营热炽盛，灼伤血络，使血不循经，溢出脉外可致发斑。热已入营，则辛凉轻剂及辛凉散风、甘淡驱湿等清气透卫之药非所宜，故撤去卫分、气药所用之药。营分之治法，宜清营泄热，主要药物如犀角、牡丹皮、赤芍等，针对其从风热陷入或从湿热陷入营分的不同，分别加竹叶之类透泄热邪；或花露等品清泄芳化湿热之邪；若营分证而又加烦躁，大便不通，呈现气营两燔之势，故于清营养阴药物中加入金汁清热泻火，以其大寒之性而清泄气分热邪，气热得除，津液自还而大便可通，则营热亦透出气分而解。老年人或者平素体内有寒者，用人中黄代替，以泄热外达为要。邪热入营而见斑点隐隐者，病虽深入，但邪热仍有外泄之势，故治疗总以透热外达为急，即"急急透斑为要"。透斑之法，即清热解毒、凉营透邪之法。

【原文】若斑出热不解者，胃津亡也。主以甘寒，重则如玉女煎，轻则如梨皮、蔗浆之类。或其人肾水素亏，虽未及下焦，先自彷徨矣，必验之于舌，如甘寒之中加入咸寒，务在先安未受邪之地，恐其陷入易易耳。（《温热论》）

【提要】本条进一步论述斑出热不解的病机及治法。

【释义】温热病斑已透出，则热邪外达，应热势渐解。若斑已透出而热仍不解者，乃邪热消烁胃津，致胃津大伤。论其治法，应以甘寒药物为主以清热生津。津伤较轻可选用梨皮、蔗浆之品。若津伤较重则选用如玉女煎之类的方剂。若其人素体肾水亏虚，真阴不足，则上、中焦之气分热极易乘虚深入下焦，而导致真阴涸竭、虚风内动之危重证候。故若见舌质红绛等伤阴之象，则应在甘寒之品中加入咸寒之品滋补肾阴，以使邪热不易下陷。

【原文】若其邪始终在气分流连者，可冀其战汗透邪，法宜益胃，令邪与汗并，热达腠开，邪从汗出。解后胃气空虚，当肤冷一昼夜，待气还自温暖如常矣。盖战汗而解，邪退正虚，阳从汗泄，故渐肤冷，未必即成脱证。此时宜令病者，安舒静卧，以养阳气来复。旁人切勿惊惶，频频呼唤，扰其元神，使其烦躁。但诊其脉，若虚软和缓，虽倦卧不语，汗出肤冷，却非脱证；若脉急疾，躁扰不卧，肤冷汗出，便为气脱之证矣。更有邪盛正虚，不能一战而解，停一二日再战汗而愈者，不可不知。（《温热论》）

【提要】本条论述温热邪气留连气分的治法、战汗的病机与预后。

【释义】温热邪气留连气分，一般是由邪气盛而正气不衰，正邪相持所致。此时可借战汗使邪气外透而病解。战汗的方法，"法宜益胃"。"益胃"之法，是用甘寒清养之品，益胃生津，以解胃中之燥热干涩，待津液盛，汗源充，则气机通畅而作战汗。战汗后正气祛邪外达，腠理开泄，则邪随汗解。战汗之后，邪从汗解，其热邪虽退，阳气亦随汗出而外泄。因邪虽退而正气亦虚，阳气未复，不能布达周身，所以在热退之后其肌肤即逐渐转冷，待阳气恢复，肌肤便可温暖如常。这时应让患者安静平卧，以养阳气来复。旁人切不可惊慌失措，频频呼唤，惊扰元神，令其烦躁不安，不利其疾病恢复。

若战汗后切按其脉，脉象虚软和缓而节律匀整，虽倦卧不语，汗出肢冷，也并非为脱证；若脉象急疾，或结代，烦躁不安，汗出肤冷，此为阳气外脱，阴气内盛，将成浮阳外越之势。若由于邪气强盛，正气不能通过一次战汗而驱邪外出，则战汗之后病仍不解。因战汗之后正气亦伤，故须停一二日后，待正气得以恢复，正气来复再作战汗而解。

【原文】再论气病有不传血分而邪留三焦，亦如伤寒中少阳病也。彼则和解表里之半，此则分消上下之势，随证变法，如近时杏朴苓等类，或如温胆汤之走泄。因其仍在气分，犹可望其战汗之门户，转疟之机括。（《温热论》）

【提要】本条论述湿热邪气留滞三焦气分的治法与转归，并与伤寒少阳病进行比较。

【释义】湿热邪气久羁气分，既不外解，也不传入营分、血分而留滞三焦气分。三焦与胆同属少阳，共同主司人体气机之升降出入，为气机之枢。故温病中湿热邪气留滞少阳三焦气分与伤寒病中邪气侵袭足少阳胆之病变，皆以枢机不利、气机阻滞、升降出入失常为特点。伤寒少阳病治当和解表里，疏利气机。三焦湿热，用分消走泄、理气行滞的药物，以行气祛湿，从而使留滞三焦气分的湿热邪气分道而消，得以宣泄。所列举杏、朴、苓三味，实际是三类药物的代表。杏仁清开上焦肺气，厚朴宣畅中焦湿热，茯苓导湿热从下焦渗泄，给邪以出路。或者用温胆汤等方剂。由于湿热邪气留滞三焦的病变，仍属气分证范畴。因此可通过战汗开通门户，令邪与汗并，驱邪而出。"转疟之机括"亦指分消走泄，宣畅气机而言。

【原文】大凡看法，卫之后方言气，营之后方言血。在卫汗之可也，到气才可清气，入营犹可透热转气，如犀角、玄参、羚羊角等物，入血就恐耗血动血，直须凉血散血，如生地、丹皮、阿胶、赤芍等物。否则前后不循缓急之法，虑其动手便错，反致慌张矣。（《温热论》）

【提要】本条论述卫气营血四类证候的传变规律与治疗大法。

【释义】温热病在一般情况下是沿卫分证→气分证→营分证→血分证的规律传变。卫分证乃温热邪气侵袭手太阴肺经导致肺的宣发肃降功能失常、卫外失司而发生的表热证。卫分证的治疗，当以辛凉清解法为治，指用轻扬之品以宣透肺卫。用意非在发汗，而在宣泄表邪、开其表郁，使卫分热邪得泄，则肺气得宣、气机调畅。既不能用辛温之品大发其汗，又不能用寒凉重剂大清其热。气分证以里热炽盛为特点。治疗应根据《内经》"热者寒之"的原则，选用寒凉药物以清解里热。但清气药物多属大寒之品，而气分证又多由卫分发展而来，若卫分证未罢者，过早用大寒清气，反易寒凝郁遏，使表闭而邪气不能疏散，"到气才可清气"。邪气深入营分，治疗当以清营凉血、养阴生津为法，如犀角、玄参、羚羊角等物。"入营犹可透热转气"，是指营分证虽是热邪消耗血中津液的病变，然尚较血分证轻浅，仍有使营分之热邪透出气分而解之可能，故可于清营养阴之中，配入清泄气热、宣畅气机之品，使营分热邪有外达之机，透出气分而解，药如犀角、玄参、羚羊角等，再配合金银花、连翘、竹叶等清泄之品，以达透热转气之目的。温热邪气深入血分、损伤血液，是温热病的深重阶段。耗血是指温热邪气消耗血中津液；动血是指温热邪气鼓动血液迫血妄行，而且灼伤血络，使血不循经溢出脉外。针对血分证热盛迫血、耗血动血、热瘀交结的病机特点，治宜"凉血散血"。"散血"一指养阴，一指活血，在养阴生津的基础上，方能活血散瘀，用生地、阿胶滋阴养血生津，赤芍、丹皮凉血活血行瘀。能遵循缓急之法施治，则可望获效，而不循此缓急之法，则动手便错，反使病情加重，甚至危及生命，必然惊慌失措。

【原文】且吾吴湿邪害人最广。如面色白者，须要顾其阳气，湿胜则阳微也。法应清凉，然到十分之六七，即不可过于寒凉，恐成功反弃，何以故耶？湿热一去，阳亦衰微也。面色苍者，须要顾其津液，清凉到十分之六七，往往热减身寒者，不可就云虚寒而投补剂，恐炉烟虽熄，灰中有火也。须细察精详，方少少与之，慎不可直率而往也。又有酒客里湿素盛，外邪入里，里湿为合。在阳旺之躯，胃湿恒多；在阴盛之体，脾湿亦不少。然其化热则一。热病救阴犹易，通阳最难。救阴不在补血，而在津与汗；通阳不在温，而在利小便。然较之杂证，则有不同也。（《温热论》）

【提要】本条论述湿邪致病的特点及其治疗大

法，强调了不同体质外感湿热邪气的治疗注意点。

【释义】湿邪致病具有地域性。素体阳气不足之人感受湿邪，治疗时要注意顾护其阳气。因湿为阴邪，遏伤阳气，湿愈盛则阳愈伤。即使湿邪化热，故治其湿热当以清凉为法，然治到邪去十分之六七，就应减少或不再用寒凉药物，因湿热邪气虽去，人体阳气亦已衰微，若再过用寒凉，反而损伤阳气，恐其证候从阴化寒而转为寒湿。素体阴虚火旺之人，因其阴虚火旺，易致津亏血涩，此类体质之人患湿热病，治疗中要特别注意顾其津液，防其津液损伤而燥热内炽。治其湿热应以清凉为主，治到邪去十分之六七时，往往可见热势减退、肌肤渐凉之象，这是邪气渐退之兆，不能视为虚寒而投以甘温补气助阳之品，防其助热伤津，以致死灰复燃。在这种情况下，必当细察明辨，即使确属虚寒，也只能施以少量温阳之品，使其阳气渐复而又不致助热伤津，切不可轻率地投以大剂温补。

平素嗜酒之人，易损伤脾胃，使脾胃升降失司而致湿浊内蕴。湿盛体质之人，又外感湿热邪气，则极易内外合邪而发为湿热病。湿热病的病位多以脾胃为中心，但因素体阳气盛衰的不同，其证候类别又有"胃湿"与"脾湿"之别。阳盛体质之人，每多阳盛胃热，故在湿热病中，其病变中心在胃，往往以热邪为主而呈热重于湿。脾为阴土，主运化水谷和水湿，其阳气易伤，阳虚阴盛体质之人，每多脾阳不足，湿邪停聚，故在湿热病中，其病变中心在脾，往往以湿邪为主而呈湿重于热。湿热病虽有"胃湿"与"脾湿"两种类型，但在发展过程中，由于治疗用药等因素的影响，两者又皆可从阳化热，甚至最终化燥成温而转化为温热病。湿热病中，湿与热裹，热蕴湿中，难分难解。湿不祛则热不能清，热不退则郁蒸其湿，湿热胶着，阻滞气机，使阳气郁而不通。故温热病之"救阴"较湿热病之"通阳"尤易。温热伤阴主要为耗伤津液，同时高热蒸腾，可见汗出津更伤。但并非血虚，故"救阴不在血，而在津与汗"。温热伤津，自当保津、生津。保津之法，当以泄热为用，生津之法，当以甘寒为先。如若热入下焦血分，耗伤真阴，当于甘寒之中加入咸寒之品。湿热病中，阳气不通，是因湿阻气机所致，欲使阳气通达，务当祛除湿邪，运用分消走泄之法祛湿而达通阳的目的。故"通阳不在温，而在利小便"。

【原文】再论三焦不得从外解，必致成里结。里结于何？在阳明胃与肠也。亦须用下法，不可以气血之分，就不可下也。但伤寒热邪在里，劫烁津液，下之宜猛；此多湿邪内搏，下之宜轻。伤寒大便溏为邪已尽，不可再下；湿温病大便溏为邪未尽，必大便硬，慎不可再攻也，以粪燥为无湿矣。（《温热论》）

【提要】本条论述湿热病气分证的治疗中下法的应用及其与伤寒下法之不同。

【释义】湿热邪留三焦，经治疗后仍不外解者，可形成湿热积滞胶结胃肠之证。因其湿热夹食滞里结于胃肠，非攻下不能去，故"亦须用下法"。伤寒阳明腑实证是寒邪化热入里，阳明热盛，消烁津液，而致肠燥便秘、燥热内结，因其津液愈伤则燥结愈甚，燥结愈甚则津液愈伤，故必投以苦寒重剂猛攻急下，方能收泄热存阴之功。湿热里结之证，乃湿热夹食滞黏滞于胃肠所致，因湿性黏滞，难以速除，非一攻可尽，若投以重剂猛攻急下，反易损伤脾阳，而致洞泄不止，故宜以轻下剂图之。伤寒之阳明腑实证攻下之后，若见大便溏，说明燥结已去，腑实已通，不可再下，再下则损伤阳气；而湿温病中湿热夹食滞黏滞胃肠，见大便溏滞，用轻下之剂后大便仍溏者，乃湿邪未尽，必再连续用药，反复下之，直至大便成硬为止。大便由溏而转燥转硬，说明湿邪已尽除，故不可再用攻下，以防损伤正气。

第二节 《湿热病篇》

【原文】湿热证，始恶寒，后但热不寒，汗出，胸痞，舌白，口渴不引饮。（《湿热病篇》）

【提要】本条论述湿热病的提纲证。

【释义】湿热病的发病特点是内外湿邪相引为患。湿热病病位以中焦脾胃为病变中心。湿性属土，脾为湿土之脏，胃为水谷之海，同气相求，内外相引，故湿热病邪易犯阳明、太阴。湿热病初起，湿邪伤表，湿为阴邪，阻遏卫阳，故见恶寒；湿邪逐渐化热入里，湿热郁蒸，故发热而不恶寒；热盛于阳明，故见汗出；湿为阴浊之邪，易阻遏气机，故见胸痞之症；湿邪内盛则舌苔色白；邪热内盛，耗伤津液，故感口渴；水湿停于内，故虽口渴而不欲饮。

【原文】湿热证，恶寒无汗，身重头痛，湿在表分。宜藿香、香薷、羌活、苍术皮、薄荷、牛蒡子等味。头不痛者，去羌活。(《湿热病篇》)

【提要】本条论述"阴湿"伤表的证治。

【释义】"阴湿"是指尚未化热之湿邪。湿邪伤表，卫阳郁闭则见恶寒、无汗；湿着肌腠，气机阻遏则见身重头痛。因湿未化热，病位在表，故治宜芳香辛散、宣化湿邪。药用藿香、苍术皮、香薷等芳香辛散之品，佐以羌活祛风胜湿，薄荷、牛蒡子宣透卫表。羌活药性温燥，易于助热化燥，头不痛者，说明挟风之象不明显，故去之。

【原文】湿热证，恶寒，发热，身重关节疼痛，湿在肌肉，不为汗解。宜滑石、大豆黄卷、茯苓皮、苍术皮、藿香叶、鲜荷叶、白通草、桔梗等味。不恶寒者，去苍术皮。(《湿热病篇》)

【提要】本条论述"阳湿"伤表的证治。

【释义】"阳湿"与"阴湿"相对而言，指湿已化热，湿热蕴滞于肌表，热象较为明显。临床表现除了湿滞肌表之恶寒、身重、关节疼痛外，同时见发热、汗出，且不为汗解等湿中蕴热之症。治宜在宣化湿邪的同时，配合泄热之品。以芳化辛散之藿香、苍术皮为主药，配合滑石、大豆黄卷、茯苓皮、通草、荷叶等渗湿泄热。若不恶寒，说明表邪已解，或湿邪化热，热象转甚，故不宜使用苍术皮。

【原文】湿热证，寒热如疟，湿热阻遏膜原，宜柴胡、厚朴、槟榔、草果、藿香、苍术、半夏、干菖蒲、六一散等味。（《湿热病篇》）

【提要】本条论述湿热阻遏膜原的证治。

【释义】湿热邪伏膜原，见恶寒发热交替，或寒热起伏似疟状，并伴见脘腹痞闷，舌苔白腻甚至满布垢浊，而舌质红绛或紫绛等为湿热秽浊郁闭之象。用药仿吴又可达原饮以疏利透达膜原之邪。

【原文】湿热证，数日后脘中微闷，知饥不食，湿邪蒙绕三焦。宜藿香叶、薄荷叶、鲜荷叶、枇杷叶、佩兰叶、芦尖、冬瓜仁等味。（《湿热病篇》）

【提要】本条论述湿热病后期余湿未尽、胃气未醒的证治。

【释义】余湿蒙蔽清阳，胃气不舒，可见脘中微闷、知饥不食等症。治宜薛氏五叶芦根汤轻宣芳化，清泄湿热，醒脾舒胃。不可使用浓浊味厚质重之品，恐腻滞不化，反生变证。

【原文】湿热证，初起发热，汗出胸痞，口渴舌白，湿伏中焦。宜藿梗、蔻仁、杏仁、枳壳、桔梗、郁金、苍术、厚朴、草果、半夏、干菖蒲、佩兰叶、六一散等味。（《湿热病篇》）

【提要】本条论述湿热阻于中焦，湿重于热的证治。

【释义】虽发热汗出而热不除，胸痞，口渴，但多渴不欲饮，舌苔白。治宜宣气化湿，药用杏仁、桔梗、枳壳轻宣肺气，苍术、厚朴、草果、半夏燥湿化浊，郁金、干菖蒲、藿梗、佩兰、蔻仁芳香化湿辟秽，六一散清利湿热。

【原文】湿热证，舌根白，舌尖红，湿渐化热，余湿犹滞。宜辛泄佐清热，如蔻仁、半夏、干菖蒲、大豆黄卷、连翘、绿豆衣、六一散等味。（《湿热病篇》）

【提要】本条论述湿渐化热、余湿犹滞的证治。

【释义】舌根白、舌尖红，为湿渐化热，而热势尚不太甚，薛氏自注为"湿热参半"之证，实际上仍属湿重热轻之证。临床上还可见胸痞、恶心呕吐、身热有汗不解、脉濡数等。治宜清热与化湿并施，以半夏燥湿，蔻仁、干菖蒲芳香化湿，大豆黄卷、绿豆衣、连翘、六一散清热利湿。

第三节　《温病条辨》

上焦篇

【原文】温病者：有风温、有温热、有温疫、有温毒、有暑温、有湿温、有秋燥、有冬温、有温疟。（《温病条辨·上焦篇》）

【提要】本条论述温病的范围。

【释义】温病包括风温、温热、温疫、温毒、暑温、湿温、秋燥、冬温、温疟等九种具体疾病。这九种疾病，虽然发生于不同季节，但都具有温热的特性，因此都属温病范畴。风温是指初春之时感受风热之邪，初起以肺卫表热证为主的一种急性外感温病。温热是指春末夏初之时，阳热之气弛张，气候由温转热，感受温热病邪，以里热证为主的温病，此处所指的温热与春温相类。温疫则是一种可造成延门阖户皆病的，具有强烈传染性的一类疾病。温毒则是由于温邪之中夹有毒邪，故患病后可致头面肿大，或咽喉肿痛糜烂，或皮肤红肿发斑等局部热毒见症的温病。暑温是盛夏时节感受暑热病邪，初起以暑热盛于阳明证候为主要表现的温病。湿温则是在夏末秋初的长夏季节，因天暑下迫，地湿上蒸，感受了湿热病邪，初起以湿象偏盛为主要表现的温病。秋燥是感受秋季燥热病邪而致的一种温病。冬温是发生于冬季，感受冬令反常之温气而致的一种温病。温疟是指人体的阴气先已耗伤，在夏季又感受了暑邪，主要表现为阳热亢盛特点的一种疟疾。

【原文】太阴风温、温热、温疫、冬温，初起恶风寒者，桂枝汤主之；但热不恶寒而渴者，辛凉平剂银翘散主之。温毒、暑温、湿温、温疟，不在此例。（《温病条辨·上焦篇》）

【提要】本条论述太阴风温、温热、瘟疫、冬温等邪犯肺卫分的治法及治忌。

【释义】风温、温热、温疫、冬温等四种温病初起，皆可表现为邪在肺卫。吴鞠通以"恶风寒"

和"不恶寒"来区分使用辛温与辛凉之剂。恶风寒较明显者，是表邪偏盛，可借辛温之剂外散表邪，但不可过用辛温峻汗之剂，以免助热化燥。"但热不恶寒而渴"，用银翘散辛凉以疏解之。条文中所说的"温毒、暑温、湿温、温疟，不在此例"，是强调这些温病初起时多不属邪在肺卫之证，所以不可用银翘散。

【原文】太阴温病，血从上溢者，犀角地黄汤合银翘散主之。有中焦病者，以中焦法治之。若吐粉红血水者，死不治。血从上溢，脉七八至以上，面反黑者，死不治，可用清络育阴法。（《温病条辨·上焦篇》）

【提要】本条论述太阴温病血分证的证治及温病"死证"。

【释义】太阴温病，血从上溢，是指血从面部清窍而出，是由于邪热深入血分，血热亢盛，迫血伤络，使血液上循清道所致，表现为衄血、齿龈出血等症。病属血分，热迫血行，故用犀角地黄汤清热凉血散血，同时病在上焦、肺络受伤，故用银翘散辛散肺热、引经走上。若出现吐粉红色血水，或血从上溢，脉七八至以上，面反黑这两种情况，属于危重症。吴氏提出"可用清络育阴法"，即凉血安络、甘寒养阴的法则，可选用犀角地黄汤和黄连阿胶汤加减。

【原文】太阴温病，寸脉大，舌绛而干，法当渴，今反不渴者，热在营中也，清营汤去黄连主之。（《温病条辨·上焦篇》）

【提要】本条论述手太阴温病营分证治。

【释义】吴氏谓："凡病温者，始于上焦，在手太阴。"现"寸脉大"，乃上焦热重之脉象，而舌绛而干，则知病位虽在上焦，但病邪已离开卫、气，深入营分。口反不渴，是由于邪热深入营分后，蒸腾营阴上升而滋润于口咽，与卫分之口微渴、气分之口大渴明显不同。病邪深入营分，治疗当以清营泄热为主，方用清营汤。吴氏特别提出"清营汤去黄连主之"，是根据"舌绛而干"，实际上营阴损伤更甚，而黄连苦燥，能耗伤营阴，为了"不欲其深入"而去黄连。

【原文】邪入心包，舌謇，肢厥，牛黄丸主之，

紫雪丹亦主之。(《温病条辨·上焦篇》)

【提要】本条论述邪入心包的证治。

【释义】邪入心包，机窍闭阻，则神昏谵语、舌体运转不灵活；气血运行郁滞，阴阳气不相顺接，则四肢厥冷，故急用牛黄丸、紫雪丹清心化痰开窍。

【原文】头痛恶寒，身重疼痛，舌白不渴，脉弦细而濡，面色淡黄，胸闷不饥，午后身热，状若阴虚，病难速已，名曰湿温。汗之则神昏耳聋，甚则目瞑不欲言；下之则洞泄；润之则病深不解。长夏、深秋、冬日同法，三仁汤主之。(《温病条辨·上焦篇》)

【提要】本条论述湿温初起的证治及治疗禁忌。

【释义】湿温病多发于夏秋之交，其起病较缓，传变较慢，病情缠绵难愈。湿温初起见头痛恶寒、身重疼痛、面色淡黄、胸闷不饥、午后身热较著、舌苔白腻、口不渴、脉弦细而濡等症状。吴氏提出湿温初起治疗的"三禁"：一为禁汗。湿温初起有头痛恶寒、身重疼痛之症，不可误认为是伤寒表证而用辛温发汗之法。若汗之则耗伤心阳，湿浊随辛温发汗之药蒸腾上蒙心窍，闭塞头面清窍，出现神昏、耳聋、目瞑不言等症状。二为禁下。湿温初起若见胸闷院痞，中满不饥，不可误认为是积滞内停而投下法。下后易致中阳受损、脾气下陷，脾运失职则洞泄，甚则完谷不化。三为禁润。湿温初起若见午后身热，误以为阴虚潮热而投滋润之剂，可致湿邪锢结难解，病情更加缠绵难愈。因此，湿温初起既不能像感受寒邪在表者通过发汗即解，也不能像治疗温热之邪运用寒凉药可得清泄，须用三仁汤芳香化浊，清热利湿。

❀ 中焦篇 ❀

【原文】面目俱赤，语声重浊，呼吸俱粗，大便闭，小便涩，舌苔老黄，甚则黑有芒刺，但恶热，不恶寒，日晡益甚者，传至中焦，阳明温病也。脉浮洪躁甚者，白虎汤主之；脉沉数有力，甚则脉体反小而实者，大承气汤主之。暑温、湿温、温疟、不在此例。（《温病条辨·中焦篇》）

【提要】本条论述阳明温病的证治大纲。

【释义】温邪传入中焦阳明，邪正交争剧烈，多以阳明里热亢盛的症状为主。火热上炎则面目俱赤；热盛及肺，肺气壅盛则语声重浊，呼吸俱粗；

邪热内结肠道，则大便闭结；邪热阻结于膀胱，膀胱气化不利，且邪热灼伤阴津，则小便短赤不畅；肺胃邪热上蒸于舌，则舌苔老黄，甚则黑有芒刺；由于阳明热盛，表证已除，故病人但恶热、不恶寒，日晡益甚。阳明温病又有经证与腑证之别，吴氏提出主要依据脉象进行辨别：阳明经证为无形邪热亢盛，充斥表里内外所致，故脉浮洪而躁急；阳明腑证为有形邪热与燥屎结于肠腑，故脉沉而有力。阳明经证的治疗当用白虎汤辛寒清透里热；而阳明腑证的治疗则当以大承气汤通腑泄热为要。而暑温、湿温、温疟等温病由于证治不同，故"不在此例"。

【原文】阳明温病，下之不通，其证有五：应下失下，正虚不能运药，不运药者死，新加黄龙汤主之。喘促不宁，痰涎壅滞，右寸实大，肺气不降者，宣白承气汤主之。左尺牢坚，小便赤痛，时烦渴甚，导赤承气汤主之。邪闭心包，神昏舌短，内窍不通，饮不解渴者，牛黄承气汤主之。津液不足，无水舟停者，间服增液，再不下者，增液承气汤主之。（《温病条辨·中焦篇》）

【提要】本条论述阳明腑实兼证的治疗。

【释义】吴氏认为："下而至于不通，其为危险可知。"病至阳明，是治疗外感热病的关键点，若用攻下法，在此失治，则土实而水亏，水亏则木旺，液涸风动，种种险候，可以接踵而至。"下之不通，其证有五"，说明单纯用攻下法未能取效，应考虑有其他病理因素存在。吴氏指出五种具体情况以供参考。

一是腑实兼有正虚，当采用扶正祛邪法，用新加黄龙汤补益气阴，攻下腑实。二是腑实兼有肺热，出现气急喘促、痰涎壅阻不畅、脉象右寸实大，则用宣白承气汤宣肺气之痹、逐胃肠之结。三是腑实兼有小肠热盛，脉象左尺牢坚，并伴有尿色红赤，尿时涩痛，时常感到心烦口渴，则用导赤承气汤通腑之时兼泄小肠之热。四是腑实兼有窍闭，出现神志昏迷、舌短缩、口渴而饮水不能解渴，则用牛黄承气汤清心开窍、通腑泄热。五是由于阴液亏损，"无水舟停"出现便秘，当予增液汤"增水行舟"、滋阴通便。服两剂后大便仍不下者，乃因兼夹腑实，可用增液承气汤滋阴攻下。

【原文】阳明温病，无汗，实证未剧，不可下；

小便不利者，甘苦合化，冬地三黄汤主之。（《温病条辨·中焦篇》）

【提要】本条论述阳明温病无汗禁下及小便不利的证治。

【释义】阳明温病，无汗出表示非阳明无形热盛，即非阳明经证。实证未剧，即阳明腑实证尚不明显，故不能以下法治疗。温病出现小便不利的原因有三：一是小肠热盛，火腑不通，分清泌浊功能失调；二是热邪袭肺，肺失宣降，通调水道功能失调；三是温热之邪伤及津液。故治疗予以冬地三黄汤，"甘苦合化"以泄热益阴。

下焦篇

【原文】风温、温热、温疫、温毒、冬温，邪在阳明久羁，或已下，或未下，身热面赤，口干舌燥，甚则齿黑唇裂，脉沉实者，仍可下之；脉虚大，手足心热甚于手足背，加减复脉汤主之。（《温病条辨·下焦篇》）

【提要】本条论述温热病由中焦阳明气分传入下焦血分，导致真阴耗损的证治。

【释义】风温、温热、温疫、温毒、冬温等温热类疾病，热邪在中焦阳明气分日久，必深入下焦，热灼真阴，而导致肝血肾精大亏的真阴耗损之证，出现"身热，面赤，口干舌燥，甚则齿黑，唇裂"等燥热与阴伤之象。脉象沉实，说明邪在中焦，无论是否用过下法，仍可用下法。若见"脉虚大，手足心热甚于手足背"，说明邪已深入下焦，属真阴耗损之证，故以加减复脉汤滋阴复脉。

【原文】少阴温病，真阴欲竭，壮火复炽，心中烦，不得卧者，黄连阿胶汤主之。（《温病条辨·下焦篇》）

【提要】本条论述阴亏火炽，心肾不交的证治。

【释义】少阴温病，是指温热邪气深入手少阴心与足少阴肾，导致手、足少阴同病。温热邪气侵袭少阴，下灼肾水，上助心火，肾水亏于下，则不能上济于心，心火亢于上，则不下交于肾，形成心肾不交，用黄连阿胶汤泻心火、育肾阴。

【原文】夜热早凉，热退无汗，热自阴来者，青蒿鳖甲汤主之。（《温病条辨·下焦篇》）

【提要】本条论述温病后期，邪热未尽，深伏阴分，阴液已伤的证治。

【释义】夜间属阴，余热深伏阴分，则夜热早凉；白昼阳气来复，邪不出表，仍伏阴分，加之温病津伤，则热退无汗。此邪伏阴分，阴津虚耗，无力透邪外出。既不能纯用滋阴之品，恐滋腻恋邪；更不能单用苦寒，恐化燥伤阴。故用青蒿鳖甲汤养阴透热。

杂 说

【原文】治外感如将（兵贵神速，机圆法活，去邪务尽，善后务细，盖早平一日，则人少受一日之害）；治内伤如相（坐镇从容，神机默运，无功可言，无德可见，而人登寿域）。治上焦如羽（非轻不举）；治中焦如衡（非平不安）；治下焦如权（非重不沉）。（《温病条辨·杂说·治病法论》）

【提要】本条论述外感、内伤的治法及温病的三焦治则。

【释义】治疗外感病如同将军领军作战一样，用兵贵在神速，用药贵在及时，作战要机动灵活，治病要随证变法，主动彻底地祛除一切外来病邪，善后治疗也务必细致周到，因为病邪早一日祛除，患者便可少受一日病邪的伤害。而治疗内伤杂病就如同宰相治理国家一样，要从容镇定，善于运筹帷幄，不可急于求成，虽然短期内看不到明显的功德，但能使人们安居乐业，健康长寿。"治上焦如羽（非轻不举）"，其中"羽"意为轻，即邪在上焦肺卫，病位较浅，病情较轻，治疗上焦病证所用药物宜以轻清宣透方药为主，不能用过于苦寒沉降之品，以免药过病所。同时，用药剂量也宜轻，煎药时间也宜较短，均体现了"轻"的特点。而"治中焦如衡（非平不安）"的"衡"指秤杆，意为平，即治疗中焦病证，必须平定邪势之盛，使机体阴阳归于平衡。此外，对于湿热之邪在中焦者，应根据湿与热之孰轻孰重而予以清热化湿之法，不能单治一边，也体现了"平"的特点。"治下焦如权（非重不沉）"的"权"，指秤砣，意为重，即治疗下焦病证，所用药物以重镇滋填厚味之品为主，使之直入下焦滋补肾阴，或用介类重镇之品以平息肝风，这些都体现了"重"的特点。

下编

中医必背方剂

第一章 解表剂

麻黄汤

《伤寒论》

【组成】麻黄三两（9 g）　桂枝二两（6 g）　杏仁七十个（9 g）　甘草炙，一两（3 g）

【用法】水煎服，温覆取微汗。

【功用】发汗解表，宣肺平喘。

【主治】外感风寒表实证。恶寒发热，头身疼痛，无汗而喘，舌苔薄白，脉浮紧。

【临床应用】常用于感冒、流行性感冒、急性支气管炎、支气管哮喘等证属风寒表实证者。

【方歌】麻黄汤中用桂枝，杏仁甘草四般施，发热恶寒头项痛，喘而无汗此方宜。

【巧记】桂（桂枝）妈（麻黄）操（甘草）心（杏仁）。

桂枝汤

《伤寒论》

【组成】桂枝去皮, 三两 (9 g)　　芍药三两 (9 g)
甘草炙, 二两 (6 g)　　生姜切, 三两 (9 g)　　大枣擘, 十
二枚 (6 g)

【用法】水煎服, 温覆取微汗。

【功用】解肌发表, 调和营卫。

【主治】外感风寒表虚证。恶风发热, 汗出头
痛, 鼻鸣干呕, 苔白不渴, 脉浮缓或浮弱。

【临床应用】常用于感冒、荨麻疹、慢性湿疹、
过敏性鼻炎等证属外感风寒表虚、营卫不和者。

【方歌】桂枝汤治太阳风, 芍药甘草姜枣同,
解肌发表调营卫, 汗出恶风此方功。

【巧记】桂 (桂枝) 嫂 (芍药) 炒 (甘草) 姜
(生姜) 枣 (大枣)。

九味羌活汤

张元素方, 录自《此事难知》

【组成】羌活—两半 (9 g)　　防风—两半 (9 g)
苍术—两半 (9 g)　　细辛五分 (3 g)　　川芎—两 (6 g)

香白芷一两（6 g）　　生地黄一两（6 g）　　黄芩一两（6 g）
甘草二两（6 g）

【用法】水煎温服。

【功用】发汗祛湿，兼清里热。

【主治】外感风寒湿邪，内有蕴热证。恶寒发热，无汗，头痛项强，肢体酸楚疼痛，口苦微渴，舌苔白或微黄，脉浮或浮紧。

【临床应用】常用于感冒、风湿性关节炎、偏头痛、腰肌劳损等证属外感风寒湿邪，兼有里热者。

【方歌】九味羌活用防风，细辛苍芷与川芎，黄芩生地同甘草，三阳解表益姜葱。

【巧记】黄（黄芩）帝（生地黄）尝（苍术）百（香白芷）草（甘草），细心（细辛）防（防风）胸（川芎）枪（羌活）。

小青龙汤

《伤寒论》

【组成】麻黄去节，三两（9 g）　　芍药三两（9 g）
细辛三两（3 g）　　干姜三两（9 g）　　甘草炙，三两（6 g）
桂枝去皮，三两（9 g）　　五味子半升（9 g）　　半夏半升（9 g）

【用法】水煎服。

【功用】解表散寒，温肺化饮。

【主治】外寒内饮证。恶寒发热，头身疼痛，无汗，喘咳，痰涎清稀而量多，胸痞，或干呕，或痰饮喘咳，不得平卧，或身体疼重，头面四肢浮肿，舌苔白滑，脉浮。

【临床应用】常用于支气管炎、支气管哮喘、肺气肿、肺心病、肺炎、胸膜炎、过敏性鼻炎、卡他性眼炎、卡他性中耳类等证属外寒内饮者。

【方歌】解表蠲饮小青龙，麻桂姜辛夏草从，芍药五味敛气阴，表寒内饮最有功。

【巧记】少（芍药）将（干姜）为（五味子）妈（麻黄）甘（炙甘草）心（细辛）下（半夏）跪（桂枝）。

止嗽散

《医学心悟》

【组成】桔梗炒，二斤（12 g）　荆芥二斤（12 g）紫菀蒸，二斤（12 g）　百部蒸，二斤（12 g）　白前蒸，二斤（12 g）　甘草炒，十二两（4 g）　陈皮水洗，去白，一斤（6 g）

【用法】作汤剂，水煎服。

【功用】宣利肺气，疏风止咳。

【主治】风邪犯肺之咳嗽证。咳嗽咽痒，咯痰不爽，或微恶风发热，舌苔薄白，脉浮缓。

【临床应用】常用于上呼吸道感染、支气管炎等证属表邪未尽，肺失宣降者。

【方歌】止嗽散用百部菀，白前桔草荆陈研，宣肺疏风止咳痰，姜汤调服不必煎。

【巧记】陈（陈皮）庚（桔梗）借（荆芥）钱（白前）去百（百部）草（甘草）园（紫菀）。

射干麻黄汤
《金匮要略》

【组成】射干三两（9g）　麻黄四两（9g）　生姜四两（12g）　细辛三两（3g）　紫菀三两（9g）　款冬花三两（9g）　大枣七枚（3g）　半夏大者，洗，半升（9g）　五味子半升（9g）

【用法】水煎服。

【功用】宣肺祛痰，降气止咳。

【主治】痰饮郁结，气逆喘咳者。症见咳而上气，喉中有水鸡声者。

【临床应用】常用于急、慢性支气管炎，支气管哮喘等证属痰饮郁结、气逆喘咳者。

【方歌】射干麻黄紫菀辛，款冬半味姜枣群。寒饮咳喘不平卧，喉中痰鸣水鸡声。

【巧记】蛇（射干）妈（麻黄）早（大枣）生（生姜）了细（细辛）紫（紫菀）花（款冬花）和五味（五味子）半（半夏）两个孩子。

银翘散
《温病条辨》

【组成】连翘一两（30 g）　银花一两（30 g）　苦桔梗六钱（18 g）　薄荷六钱（18 g）　竹叶四钱（12 g）　生甘草五钱（15 g）　芥穗四钱（12 g）　淡豆豉五钱（15 g）　牛蒡子六钱（18 g）

【用法】作散每服30 g；作汤剂，剂量酌减，加芦根18 g，水煎服。

【功用】辛凉透表，清热解毒。

【主治】温病初起。发热，微恶风寒，无汗或有汗不畅，口渴头痛，咽痛咳嗽，舌尖红，苔薄白或薄黄，脉浮数。

【临床应用】常用于急性上呼吸道感染、急性支气管炎、肺炎、流行性感冒，幼儿急疹、百日咳、腮腺炎、麻疹、流行性乙型脑炎、流脑、水痘、急性喉炎等证属外感温邪，有肺卫症者。

【方歌】银翘散主上焦医，竹叶荆牛薄荷豉，甘桔芦根凉解法，风温初感此方宜。

【巧记】猪（竹叶）吃（淡豆豉）金（荆芥穗），牛（牛蒡子）喝（薄荷）银（银花），草（生甘草）根（芦根）更（苦桔梗）俏（连翘）。

麻黄杏仁甘草石膏汤
《伤寒论》

【组成】麻黄四两（9 g）　杏仁五十个（9 g）　甘草炙，二两（6 g）　石膏半斤（18 g）

【用法】水煎温服。

【功用】辛凉疏表，清肺平喘。

【主治】外感风邪，邪热壅肺证。身热不解，有汗或无汗，咳逆气急，甚则鼻扇，口渴，舌苔薄白或黄，脉浮而数。

【临床应用】常用于感冒、上呼吸道感染、急性支气管炎、肺炎、支气管哮喘等证属于热邪壅肺者。

【方歌】仲景麻杏甘石汤，辛凉宣肺清热良，邪热壅肺咳喘急，有汗无汗均可尝。

【巧记】干（甘草）妈（麻黄）姓（杏仁）石（石膏）。

桑菊饮
《温病条辨》

【组成】桑叶二钱五分 (7.5 g)　菊花一钱 (3 g)杏仁二钱 (6 g)　连翘一钱五分 (5 g)　薄荷八分(2.5 g)　苦桔梗二钱 (6 g)　生甘草八分 (2.5 g)　芦根二钱 (6 g)

【用法】水煎温服。

【功用】疏风清热，宣肺止咳。

【主治】风温初起，邪客肺络证。但咳，身热不甚，口微渴，脉浮数。

【临床应用】常用于感冒、急性支气管炎、上呼吸道感染、肺炎、急性结膜炎、角膜炎等证属风热犯肺或肝经风热者。

【方歌】桑菊饮中桔梗翘，杏仁甘草薄荷饶，芦根为引轻清剂，热盛阳明入母膏。

【巧记】荷（薄荷）花（菊花）根（芦根），巧（连翘）接（苦桔梗）杏（杏仁），桑（桑叶）

肝（生甘草）。

败毒散（原名人参败毒散）
《太平惠民和剂局方》

【组成】柴胡_{去苗} 甘草 桔梗 人参_{去芦} 川芎 茯苓_{去皮} 枳壳_{去瓤，麸炒} 前胡_{去苗，洗} 羌活_{去苗} 独活_{去苗，各三十两}（各9g）

【用法】加生姜3g，薄荷2g，水煎服。

【功用】散寒祛湿，益气解表。

【主治】气虚外感风寒湿证。憎寒壮热，头项强痛，肢体酸痛，无汗，鼻塞声重，咳嗽有痰，胸膈痞满，舌苔白腻，脉浮而重按无力。

【临床应用】常用于感冒、流行性感冒、支气管炎、风湿性关节炎、湿疹、痢疾、过敏性皮炎等证属外感风寒湿邪兼气虚者。

【方歌】人参败毒草苓芎，羌独柴前枳桔共，薄荷少许姜三片，气虚感寒有奇功。

【巧记】兄（川芎）独（独活）身（人参）生（生姜）活（羌活）少幸福（茯苓），何（薄荷）止（枳壳）敢（甘草）借（桔梗）钱（前胡）财（柴胡）。

参苏饮

《太平惠民和剂局方》

【组成】陈皮_{去白，半两}（6 g）　枳壳_{去瓤，麸炒半}_两（6 g）　桔梗_{去芦，半两}（6 g）　甘草_{炙，半两}（6 g）　木香_{半两}（6 g）　半夏_{三分}（9 g）　紫苏叶_{三分}（9 g）　干葛_{洗，三分}（9 g）　前胡_{去苗，三分}（9 g）　人参_{去芦，}_{三分}（9 g）　茯苓_{去皮，三分}（9 g）

【用法】加生姜 7 片，大枣 1 枚，水煎温服。

【功用】益气解表，理气化痰。

【主治】气虚外感，内有痰湿证。恶寒发热，无汗，头痛鼻塞，咳嗽痰白，胸脘满闷，倦怠无力，气短懒言，苔白脉弱。

【临床应用】常用于感冒、慢性支气管炎、肺气肿合并感染、上呼吸道感染等证属气虚外感风寒、内有痰饮者。

【方歌】参苏饮内用陈皮，枳壳前胡半夏宜，干葛木香甘桔茯，内伤外感此方推。

【巧记】目（木香）前（前胡）只（枳壳）办（半夏）富（茯苓）姐（桔梗）申（人参）诉（紫苏叶）陈（陈皮）葛（干葛）打（大枣）姜（生姜）草（甘草）。

第二章　泻下剂

大承气汤
《伤寒论》

【组成】大黄酒洗，四两（12 g）　厚朴去皮炙，半斤（24 g）　枳实炙，五枚（12 g）　芒硝三合（9 g）

【用法】水煎，先煎枳实、厚朴，后下大黄，芒硝溶服。

【功用】峻下热结。

【主治】

1. 阳明腑实证。症见大便不通，频转矢气，脘腹痞满，腹痛拒按，按之硬，甚或潮热谵语，手足濈然汗出，舌苔黄燥起刺，或焦黑燥裂，脉沉实。

2. 热结旁流证。症见下利清水，色纯青，其气臭秽，脐腹疼痛，按之坚硬有块，口舌干燥，脉滑实。

3. 里实热证之热厥、痉病、发狂者。

【临床应用】本方既为治疗阳明腑实证之代表方，亦为寒下法之基础方，后世众多泻下类方剂均由此方化裁而成。以数日不大便，脘腹胀满疼痛，苔黄厚而干，脉沉数有力为辨证要点。现代运用于肠梗阻、肠麻痹、胆道感染、急性胰腺炎、急性阑尾炎等证属实热积滞壅结者。

【方歌】大承气汤用芒硝，大黄枳实厚朴饶，去硝名曰小承气，调胃承气硝黄草。

【巧记】硝（芒硝）黄（大黄）厚（厚朴）实（枳实）。

温脾汤
《备急千金要方》卷十三

【组成】当归三两（9 g）　干姜三两（9 g）　附子二两（6 g）　人参二两（6 g）　芒硝二两（6 g）　大黄五两（15 g）　甘草二两（6 g）

【用法】水煎服。

【功用】攻下寒积，温补脾阳。

【主治】阳虚寒积腹痛证。便秘腹痛，脐周绞痛，手足不温，苔白不渴，脉沉弦而迟。

【临床应用】常用于急性单纯性肠梗阻或不全梗阻等证属中阳虚寒，冷积内阻者。

【方歌】温脾参附与干姜，甘草当归硝大黄，寒热并行治寒积，脐腹绞结痛非常。

【巧记】黄（大黄）夫（附子）人（人参）炒（甘草）姜（干姜）忙（芒硝）归（当归）。

麻子仁丸
《伤寒论》

【组成】麻子仁二升（20 g）　　芍药半斤（9 g）　枳实炙，半斤（9 g）　　大黄去皮，一斤（12 g）　　厚朴炙，去皮，一尺（9 g）　　杏仁去皮尖，熬，别作脂，一升（10 g）

【用法】上药为末，炼蜜为丸，每次 9 g，每日 1～2 次，温开水送服；亦可作汤剂，水煎服。

【功用】润肠泻热，行气通便。

【主治】脾约证。大便干结，小便频数，脘腹胀痛，舌红苔黄，脉数。

【临床应用】常用于虚人及老年人肠燥便秘、习惯性便秘、产后便秘等证属胃肠燥热者。

【方歌】麻子仁丸治脾约，枳朴大黄麻杏芍，胃燥津枯便难解，润肠泻热功效确。

【巧记】二人（麻子仁、杏仁）要（芍药）小承气（大黄、枳实、厚朴）。

济川煎
《景岳全书》

【组成】当归三至五钱（9～15 g）　　牛膝二钱（6 g）肉苁蓉酒洗去咸，二至三钱（6～9 g）　　泽泻一钱半（4.5 g）升麻五分至七分或一钱（1.5～3 g）　　枳壳一钱（3 g）

【用法】水煎服。

【功用】温肾益精，润肠通便。

【主治】肾虚便秘证。大便秘结，小便清长，腰膝酸冷，舌淡苔白，脉沉迟。

【临床应用】常用于习惯性便秘、老年性便秘、产后便秘等证属肾虚者。

【方歌】济川归膝肉苁蓉，泽泻升麻枳壳从，肾虚津亏肠中燥，温润通便法堪宗。

【巧记】牛（牛膝）肉（肉苁蓉）只（枳壳）归（当归）谢（泽泻）妈（升麻）。

十枣汤

《伤寒论》

【组成】芫花熬 甘遂 大戟各等分（各2g）

【用法】三药研细末，或装入胶囊，每次服0.5～1g，以大枣10枚煎汤送服，每日1次，清晨空腹服，得快下利后，食糜粥以养护脾胃。

【功用】攻逐水饮。

【主治】

1. 悬饮。咳唾胸胁引痛，心下痞硬，干呕短气，头痛目眩，或胸背掣痛不得息，舌苔白滑，脉沉弦。

2. 水肿。一身悉肿，尤以身半以下为重，腹胀喘满，二便不利，脉沉实。

【临床应用】常用于渗出性胸膜炎、结核性胸膜炎、胸腔积液、肝硬化腹水、肾炎水肿及晚期血吸虫病所致的腹水等证属水饮壅实，正气不虚者。

【方歌】十枣逐水效堪夸，大戟甘遂与芫花，悬饮内停胸胁痛，水肿腹胀用无差。

【巧记】甘（甘遂）愿（芫花）着（大枣）急（大戟）。

第三章　和解剂

小柴胡汤

《伤寒论》

【组成】柴胡半斤（24 g）　　黄芩三两（9 g）　　人参三两（9 g）　　甘草炙，三两（9 g）　　半夏洗，半升（9 g）生姜切，三两（9 g）　　大枣擘，十二枚（4 枚）

【用法】水煎服。

【功用】和解少阳。

【主治】

1. 伤寒少阳证。往来寒热，胸胁苦满，默默不欲饮食，心烦喜呕，口苦，咽干，目眩，舌苔薄白，脉弦。

2. 妇人中风，热入血室。经水适断，寒热发作有时。

3. 疟疾、黄疸等病而见少阳证者。

【临床应用】常用于感冒、流行性感冒、小儿肺炎、胆汁反流性胃炎、胃溃疡、胆囊炎、病毒性心肌炎、乳腺增生、抑郁症等证属邪踞少阳者。

【方歌】小柴胡汤和解功，半夏人参甘草从，更用黄芩加姜枣，少阳百病此方宗。

【巧记】生（生姜）芹（黄芩）菜（柴胡）炒（甘草）大（大枣）虾（半夏）仁（人参）。

蒿芩清胆汤
《重订通俗伤寒论》

【组成】青蒿脑一钱半至二钱（4.5～6g）　淡竹茹三钱（9g）　仙半夏一钱半（4.5g）　赤茯苓三钱（9g）青子芩一钱半至三钱（4.5～9g）　生枳壳一钱半（4.5g）陈广皮一钱半（4.5g）　碧玉散（滑石、甘草、青黛）包，三钱（9g）

【用法】水煎服。

【功用】清胆利湿，和胃化痰。

【主治】少阳湿热痰浊证。寒热如疟，寒轻热重，口苦膈闷，吐酸苦水，或呕黄涎而黏，其则干呕呃逆，胸胁胀痛，小便黄少，舌红，苔白腻，间现杂色，脉数而右滑左弦。

【临床应用】 常用于急性胆囊炎、急性黄疸型肝炎、胆汁反流性胃炎、肾盂肾炎、疟疾、肠伤寒、钩端螺旋体病等证属少阳湿热兼痰浊者。

【方歌】 俞氏蒿芩清胆汤，陈皮半夏竹茹襄，赤苓枳壳兼碧玉，湿热轻宣此法良。

【巧记】 青（青蒿脑）竹如（淡竹茹）碧玉（碧玉散），橘（陈广皮）岭（赤茯苓）半（仙半夏）只（生枳壳）琴（青子芩）。

逍遥散

《太平惠民和剂局方》

【组成】 甘草微炙赤，半两（4.5 g）　　当归去苗锉，微炒，一两（9 g）　　茯苓去皮，白者，一两（9 g）　　芍药白者，一两（9 g）　　白术一两（9 g）　　柴胡去苗，一两（9 g）

【用法】 加生姜3片，薄荷6 g，水煎服；丸剂，每服6～9 g，日服2次。

【功用】 疏肝解郁，养血健脾。

【主治】 肝郁血虚脾弱证。两胁作痛，头痛目眩，口燥咽干，神疲食少，或往来寒热，或月经不调，乳房胀痛，脉弦而虚。

【临床应用】 常用于乙型肝炎、肝硬化、脂肪肝、胆囊炎、功能性消化不良、慢性胃炎、厌食症、胃及十二指肠溃疡、肠易激综合征、室性早搏、2型糖尿病、高血脂、经前期紧张征、更年期综合征、乳腺增生、不孕症、痛经、闭经、特发性水肿、抑郁症、慢性疲劳综合征等证属肝郁血虚脾弱者。

【方歌】逍遥散用当归芍，柴苓术草加姜薄，散郁除蒸功最奇，调经八味丹栀着。

【巧记】令（茯苓）少（芍药）才（柴胡）当（当归）干（甘草），逍遥逐（白术）江（生姜）河（薄荷）。

四逆散

《伤寒论》

【组成】甘草炙　枳实破　柴胡　芍药各十分（各6g）

【用法】水煎服。

【功用】透邪解郁，疏肝理脾。

【主治】

1. 阳郁厥逆证。手足不温，或腹痛，或泄利下重，脉弦。

2. 肝脾不和证。胁肋胀痛，脘腹疼痛，脉弦。

【临床应用】常用于慢性肝炎、药物性肝损害、脂肪肝、功能性腹痛、乳腺增生、慢性盆腔炎、带状疱疹等证属肝脾或胆胃不和者。

【方歌】四逆散里用柴胡，芍药枳实甘草须，此是阳郁成厥逆，敛阴泄热平剂扶。

【巧记】柴（柴胡）草（甘草）制（枳实）药（芍药）。

痛泻要方

《丹溪心法》

【组成】炒白术三两 (9 g)　炒芍药二两 (6 g)
炒陈皮两半 (4.5 g)　防风一两 (3 g)

【用法】水煎服。

【功用】补脾柔肝，祛湿止泻。

【主治】脾虚肝郁之痛泻。肠鸣腹痛，大便泄泻，泻必腹痛，泻后痛缓，舌苔薄白，脉两关不调，左弦右缓者。

【临床应用】常用于急慢性肠胃炎、肠易激综合征、慢性结肠炎等证属脾虚肝郁者。

【方歌】痛泻要方用陈皮，术芍防风共成剂，肠鸣泄泻又腹痛，治在抑肝又扶脾。

【巧记】成（炒陈皮）熟（炒白术）药（炒芍药）方（防风）。

半夏泻心汤
《伤寒论》

【组成】半夏洗，半升（12 g）　黄芩　干姜　人参各三两（各9 g）　黄连一两（3 g）　大枣擘，十二枚（4枚）　甘草炙，三两（9 g）

【用法】水煎服。

【功用】寒热平调，散结除痞。

【主治】寒热互结之痞证。心下痞，但满而不痛，或呕吐，肠鸣下利，舌苔腻而微黄。

【临床应用】常用于消化不良、急慢性胃肠炎、慢性肠炎、肠易激综合征、慢性肝炎、慢性胆囊炎、口腔溃疡等证属中气虚弱，寒热互结者。

【方歌】半夏泻心黄连芩，干姜甘草与人参，大枣和之治虚痞，法在降阳而和阴。

【巧记】姜（干姜）二黄（黄芩、黄连）炒（甘草）半（半夏）升（人参）枣（大枣）。

第四章　清热剂

白虎汤

《伤寒论》

【组成】石膏碎，一斤（50 g）　　知母六两（18 g）
甘草炙，二两（6 g）　　粳米六合（9 g）

【用法】水煎，米熟汤成，温服。

【功用】清热生津。

【主治】气分热盛证。壮热面赤，烦渴引饮，汗出恶热，脉洪大有力。

【临床应用】常用于大叶性肺炎、流行性乙型脑炎、流行性出血热、小儿夏季热等证属气分热盛者。

【方歌】白虎汤用石膏偎，知母甘草粳米陪，亦有加入人参者，躁烦热渴舌生苔。

【巧记】师（石膏）母（知母）炒（甘草）米（粳米）。

竹叶石膏汤

《伤寒论》

【组成】竹叶二把（6 g）　石膏一斤（50 g）　半夏洗，半升（9 g）　麦门冬去心，一升（20 g）　人参二两（6 g）　甘草炙，二两（6 g）　粳米半升（10 g）

【用法】水煎服。

【功用】清热生津，益气和胃。

【主治】伤寒、温病、暑病余热未清，气阴两伤证。身热多汗，心胸烦闷，气逆欲呕，口干喜饮，虚羸少气，或虚烦不寐，舌红苔少，脉虚数。

【临床应用】常用于流行性脑脊髓膜炎后期、肺炎、牙龈炎等感染性疾病后期，夏季热，中暑，外科手术后发热，糖尿病等证属余热未清、气津两伤者。

【方歌】竹叶石膏汤人参，麦冬半夏甘草临，再加粳米同煎服，清热益气养阴津。

【巧记】厦（半夏）门（麦门冬）人（人参）煮（竹叶）食（石膏）干（甘草）净米（粳米）。

清营汤

《温病条辨》

【组成】犀角三钱（水牛角代 30 g）　生地黄五钱（15 g）　元参三钱（9 g）　竹叶心一钱（3 g）　麦冬三钱（9 g）　丹参二钱（6 g）　黄连一钱五分（5 g）　银花三钱（9 g）　连翘连心用，二钱（6 g）

【用法】作汤剂，水牛角镑片先煎，余药后下。

【功用】清营解毒，透热养阴。

【主治】热入营分证。身热夜甚，神烦少寐，时有谵语，口渴或不渴，斑疹隐隐，脉细数，舌绛而干。

【临床应用】常用于流行性乙型脑炎、流行性脑脊髓膜炎、败血症、流行性出血热、伤寒、小儿传染性单核细胞增多症、肠伤寒或其他热性病、过敏性紫癜等证属热入营分者。

【方歌】清营汤治热传营，脉数舌绛辨分明，犀地银翘玄连竹，丹麦清热更护阴。

【巧记】瞧（连翘）皇（黄连）帝（生地黄）住（竹叶心）西（犀角）单（丹参）卖（麦冬）银（银花）元（元参）。

犀角地黄汤

《外台秘要》

【组成】芍药三分（9 g）　地黄半斤（24 g）　丹皮一两（12 g）　犀角屑一两（水牛角代，30 g）

【用法】作汤剂，水煎服，水牛角镑片先煎，余药后下。

【功用】清热解毒，凉血散瘀。

【主治】热入血分证。身热谵语，斑色紫黑，或吐血、衄血、便血、尿血，舌深绛起刺，脉数；或喜忘如狂，或漱水不欲咽，或大便色黑易解。

【临床应用】常用于过敏性紫癜、败血症、重症肝炎、肝昏迷、弥漫性血管内凝血、尿毒症、急性白血病等证属血分热盛者。

【方歌】犀角地黄芍药丹，清热凉血散瘀专；热入营血服之安，蓄血伤络吐衄专。

【巧记】犀角（犀角屑）地黄芍药丹（丹皮），血热妄行吐衄斑。

黄连解毒汤

《外台秘要》

【组成】黄连三两（9 g）　黄芩　黄柏各二两（各 6 g）　栀子擘，十四枚（9 g）

【用法】水煎服。

【功用】泻火解毒。

【主治】三焦火毒热盛证。大热烦躁，口燥咽干，谵语不眠；或热病吐血、衄血；或热甚发斑，或身热下痢，或湿热黄疸；或外科痈疡疔毒，小便黄赤，舌红苔黄，脉数有力。

【临床应用】常用于脓毒血症、肺炎、泌尿道感染、急性胆管炎、急性细菌性痢疾、慢性结肠炎、肛周脓肿、宫颈糜烂、慢性盆腔炎等证属三焦火毒热盛者。

【方歌】黄连解毒汤四味，黄柏黄芩栀子备，躁狂大热呕不眠，吐衄斑黄均可使。

【巧记】百（黄柏）子（栀子）练（黄连）琴（黄芩）。

凉膈散

《太平惠民和剂局方》

【组成】 川大黄　朴硝　甘草各二十两（各12 g）
山栀子仁　薄荷叶去梗　黄芩各十两（各6 g）　　连翘二
斤半（25 g）

【用法】 上药共为粗末，每服 6～12 g，加竹叶
3 g，蜜少许，水煎服；亦作汤剂，加竹叶 3 g，
水煎服。

【功用】 泻火通便，清上泄下。

【主治】 上中二焦火热证。烦躁口渴，面赤唇
焦，胸膈烦热，口舌生疮，睡卧不宁，谵语狂妄，
或咽痛吐衄，便秘溲赤，或大便不畅，舌红苔黄，
脉滑数。

【临床应用】 常用于咽炎、口腔炎、疱疹性咽
炎、急性扁桃体炎、大叶性肺炎、胆道感染、急性
黄疸型肝炎等证属上中二焦火热者。

【方歌】 凉膈硝黄栀子翘，黄芩甘草薄荷饶，
竹叶蜜煎疗膈上，中焦燥实服之消。

【巧记】 两个（凉膈）小（朴硝）侄（山栀子
仁）联（连翘）合（薄荷叶），敢（甘草）擒（黄

芩）大（川大黄）猪（竹叶）。

普济消毒饮
《东垣试效方》

【组成】黄芩半两（15 g）　　黄连半两（15 g）　　人参三钱（9 g）　　橘红去白，二钱（6 g）　　玄参二钱（6 g）生甘草二钱（6 g）　　连翘一钱（3 g）　　牛蒡子一钱（3 g）板蓝根一钱（3 g）　　马勃一钱（3 g）　　白僵蚕炒，七分（2 g）　　升麻七分（2 g）　　柴胡二钱（6 g）　　桔梗二钱（6 g）

【用法】水煎服。

【功用】清热解毒，疏风散邪。

【主治】大头瘟。恶寒发热，头面红肿焮痛，目不能开，咽喉不利，舌燥口渴，舌红苔白兼黄，脉浮数有力。

【临床应用】常用于丹毒、腮腺炎、急性扁桃体炎、淋巴结炎等证属风热邪毒者。

【方歌】普济消毒蒡芩连，甘桔蓝根勃翘玄，升柴陈参僵蚕入，大头瘟毒服此先。

【巧记】黄（黄芩）牛（牛蒡子）白（白僵蚕）马（马勃）联（黄连）人（人参）巧（连翘）

耕（板蓝根）红（橘红）草（生甘草）根（桔梗），胜（升麻）元（玄参）胡（柴胡）

清瘟败毒饮

《疫疹一得》

【组成】生石膏大剂六两至八两（180～240 g），中剂二两至四两（60～120 g），小剂八钱至一两二钱（24～36 g）　小生地大剂六钱至一两（18～30 g），中剂三钱至五钱（9～15 g），小剂二钱至四钱（6～12 g）　乌犀角（水牛角代）大剂六钱至八钱（18～24 g），中剂三钱至四钱（9～12 g），小剂二钱至四钱（6～12 g）　真川连大剂四钱至六钱（18～24 g），中剂二钱至四钱（6～12 g），小剂一钱至钱半（3～4.5 g）　生栀子　桔梗　黄芩　知母　赤芍　玄参　连翘　竹叶　甘草　丹皮（各6 g）（以上十味，原著中本方无用量）

【用法】水煎服。

【功用】清热解毒，凉血泻火。

【主治】温疫热毒，气血两燔证。大热渴饮，头痛如劈，干呕狂躁，谵语神昏；或发斑疹，或吐血、衄血；四肢或抽搐，或厥逆；舌绛唇焦，脉沉细而数，或沉数，或浮大而数。

【临床应用】常用于流行性乙型脑炎、流行性脑脊髓膜炎、败血症、登革热、传染性非典型肺炎、伤寒、小儿传染性单核细胞增多症、细菌性肝脓肿、重症肝炎、流行性腮腺炎、水痘等表现为气血两燔症状者。

【方歌】清瘟败毒地连芩，丹石栀甘竹叶寻，犀角玄翘知芍桔，瘟邪泻毒亦滋阴。

【巧记】石（生石膏）知（知母）芩（黄芩）连（真川连）栀（生栀子）梗（桔梗）翘（连翘），犀（乌犀角）丹（丹皮）玄（玄参）地（小生地）赤（赤芍）竹（竹叶）草（甘草）。

导赤散
《小儿药证直诀》

【组成】生地黄　木通　生甘草梢各等分（各6g）

【用法】加竹叶3g，水煎服。

【功用】清心利水养阴。

【主治】心经火热证。心胸烦热，口渴面赤，意欲冷饮，以及口舌生疮；或心热移于小肠，小便赤涩刺痛，舌红，脉数。

【临床应用】常用于口腔炎、鹅口疮、小儿夜啼等心经有热者或心热移于小肠之小便赤涩刺痛。

【方歌】导赤生地与木通，草梢竹叶四般攻，口糜淋痛小肠火，引热同归小便中。

【巧记】导赤（散）竹（竹叶）竿（生甘草）通（木通）地（生地黄）。

龙胆泻肝汤
《医方集解》

【组成】龙胆草酒炒（6 g）　黄芩炒（9 g）　栀子酒炒（9 g）　泽泻（12 g）　木通（6 g）　车前子（9 g）当归酒洗（3 g）　生地黄酒炒（9 g）　柴胡（6 g）　甘草生用（9 g）（原著中本方无用量）

【用法】水煎服；亦可制成丸剂，每服 6～9 g，每日两次，温开水送下。

【功用】清泻肝胆实火，清利肝经湿热。

【主治】

1. 肝胆实火上炎证。头痛目赤，胁痛，口苦，耳聋，耳肿，舌红苔黄，脉弦数有力。

2. 肝经湿热下注证。阴部肿痒，筋痿阴汗，小便淋浊，或妇女带下黄臭，舌红苔黄腻，脉弦数有力。

【临床应用】常用于顽固性偏头痛、头部湿疹、高血压、急性结膜炎、外耳道疖肿、鼻炎、急性黄疸型肝炎、急性胆囊炎，以及急性肾盂肾炎、急性膀胱炎、尿道炎、外阴炎、睾丸炎、腹股沟淋巴结炎、急性盆腔炎、带状疱疹等证属肝经实火湿热者。

【方歌】龙胆泻肝栀芩柴，生地车前泽泻偕，木通甘草当归合，肝经湿热力能排。

【巧记】车（车前子）通（木通）黄（黄芩）龙（龙胆草）山（栀子），当（当归）地（生地黄）卸（泽泻）柴（柴胡）草（甘草）。

左金丸

《丹溪心法》

【组成】黄连六两（18 g）　　吴茱萸一两（3 g）

【用法】为末，水泛为丸，每服 3 ~ 6 g，每日两次，温开水送服；亦可作汤剂，水煎服。

【功用】清泻肝火，降逆止呕。

【主治】肝火犯胃证。胁肋疼痛，呕吐口苦，嘈杂吞酸，舌红苔黄，脉弦数。

【临床应用】常用于胃食管反流病、胃炎、消化性溃疡等证属肝火犯胃者。

【方歌】左金连茱六一丸，肝经火郁吐吞酸，再加芍药名戊己，热泻热痢服之安。

【巧记】昨进（左金丸）黄（黄连）鱼（吴茱萸）。

清胃散

《脾胃论》

【组成】生地黄三分（6 g）　　当归身三分（6 g）
牡丹皮半钱（6 g）　　黄连六分，夏月倍之，大抵黄连临时增减无定（9 g）　　升麻一钱（6 g）

【用法】水煎服。

【功用】清胃凉血。

【主治】胃火牙痛。牙痛牵引头疼，面颊发热，其齿喜冷恶热，或牙宣出血，或牙龈红肿溃烂，或唇舌腮颊肿痛，口气热臭，口干舌燥，舌红苔黄，脉滑数。

【临床应用】常用于口腔炎、牙周炎、三叉神经痛等证属胃火上攻者。

【方歌】清胃散用升麻连，当归生地牡丹全，或益石膏平胃热，口疮吐衄及牙宣。

【巧记】生（升麻）母（牡丹皮）当（当归身）皇（黄连）帝（生地黄）。

泻白散

《小儿药证直诀》

【组成】地骨皮　桑白皮炒,各一两（各30 g）
甘草炙,一钱（3 g）

【用法】上药锉散,入粳米一撮,水煎服。食
前服。

【功用】清泻肺热,止咳平喘。

【主治】肺热喘咳证。气喘咳嗽,皮肤蒸热,
日晡尤甚,舌红苔黄,脉细数。

【临床应用】常用于支气管炎、肺炎、小儿麻
疹初期等证属肺中伏火郁热者。

【方歌】泻白桑皮地骨皮,甘草粳米四般宜,
参茯知芩皆可入,肺热喘嗽此方施。

【巧记】白（桑白皮）骨（地骨皮）精（粳
米）是草（甘草）包。

白头翁汤

《伤寒论》

【组成】白头翁二两（15 g）　黄柏三两（9 g）
黄连三两（9 g）　秦皮三两（9 g）

【用法】水煎服。

【功用】清热解毒，凉血止痢。

【主治】热毒痢疾。下痢脓血，赤多白少，腹痛，里急后重，肛门灼热，渴欲饮水，舌红苔黄，脉弦数。

【临床应用】常用于细菌性痢疾、肠炎、阿米巴痢疾等证属热毒偏盛者。

【方歌】白头翁汤治热痢，黄连黄柏佐秦皮，清热解毒并凉血，赤多白少脓血医。

【巧记】柏（黄柏）翁（白头翁）练（黄连）琴（秦皮）。

青蒿鳖甲汤
《温病条辨》

【组成】青蒿二钱 (6 g)　　鳖甲五钱 (15 g)　　细生地四钱 (12 g)　　知母二钱 (6 g)　　丹皮三钱 (9 g)

【用法】水煎服。

【功用】养阴透热。

【主治】温病后期，邪伏阴分证。夜热早凉，热退无汗，舌红苔少，脉细数。

【临床应用】常用于原因不明的发热、癌性发热、术后发热、慢性肾盂肾炎、系统性红斑狼疮、成人斯蒂尔病、更年期综合征、产后发热、肺结核后期等证属阴虚邪伏者。

【方歌】青蒿鳖甲知地丹，阴分热伏此方攀，夜热早凉无汗者，从里达表服之安

【巧记】庆（青蒿）贾（鳖甲）母（知母）诞（丹皮）生（细生地）。

当归六黄汤
《兰室秘藏》

【组成】 当归　生地黄　黄芩　黄柏　黄连 熟地黄各等分（各6 g）　黄芪加一倍（12 g）

【用法】水煎服。

【功用】滋阴泻火，固表止汗。

【主治】阴虚火旺之盗汗。发热盗汗，面赤心烦，口干唇燥，大便干结，小便黄赤，舌红苔黄，脉数。

【临床应用】常用于甲状腺功能亢进、结核病、糖尿病、更年期综合征、湿疹等证属阴虚火旺者。

【方歌】当归六黄治汗出，芪柏芩连生熟地，泻火固表复滋阴，加麻黄根功更异。

【巧记】弟（生地黄）弟（熟地黄）骑（黄芪）白（黄柏）龟（当归）练（黄连）琴（黄芩）。

第五章　祛暑剂

香薷散

《太平惠民和剂局方》

【组成】香薷去土，一斤（10g）　　白扁豆微炒　厚朴去粗皮，姜汁炙热，各半斤（各5g）

【用法】水煎服，或加酒少量同煎。

【功用】祛暑解表，化湿和中。

【主治】阴暑。恶寒发热，头疼身热，无汗，腹痛吐泻，胸脘痞闷，舌苔白腻，脉浮。

【临床应用】常用于夏季感冒、急性胃肠炎等证属外感风寒夹湿者。

【方歌】三物香薷豆朴先，散寒化湿功效兼，若益银翘豆易花，新加香薷祛暑煎。

【巧记】猴（厚朴）想（香薷）炒扁豆（炒白扁豆）。

六一散（原名益元散）

《黄帝素问宣明论方》

【组成】滑石六两（18 g）　甘草一两（3 g）

【用法】为细末，每服9 g，包煎，或温开水调下，一日2~3次；亦可作汤剂，水煎服。

【功用】清暑利湿。

【主治】暑湿证。身热烦渴，小便不利，或泄泻。

【临床应用】常用于膀胱炎、尿道炎、泌尿系统结石等证属湿热者。

【方歌】六一滑石于甘草，解肌行水兼清燥，统治表里及三焦，热渴暑烦泻痢保，益元碧玉与鸡苏，砂黛薄荷加之好。

【巧记】六十（滑石）一草（甘草）。

清暑益气汤

《温热经纬》

【组成】西洋参（5 g）　石斛（15 g）　麦冬（9 g）
黄连（3 g）　竹叶（6 g）　荷梗（15 g）　知母（6 g）
甘草（3 g）　粳米（15 g）　西瓜翠衣（30 g）（原著中

本方无用量）

【用法】水煎服。

【功用】清暑益气，养阴生津。

【主治】暑热气津两伤证。身热汗多，口渴心烦，小便短赤，体倦少气，精神不振，脉虚数。

【临床应用】常用于小儿夏季热证属气津不足者。

【方歌】王氏清暑益气汤，暑热气津已两伤，洋参麦斛粳米草，翠衣荷连知竹尝。

【巧记】秦叔（清暑）卖（麦冬）起西洋（西洋参）瓜（西瓜翠衣），何（荷梗）母（知母）米（粳米）壶（石斛）炒（甘草）莲（黄连）叶（竹叶）。

第六章 温里剂

理中丸

《伤寒论》

【组成】人参　干姜　甘草炙　白术各三两（各 9 g）

【用法】上药共研细末，炼蜜为丸，重 9 g，每次 1 丸，小蜜丸则每次 9 g，温开水送服，每日 2 ~ 3 次；亦可作汤剂，水煎服，药后饮热粥适量。

【功用】温中祛寒，益气健脾。

【主治】

1. 脾胃虚寒证。腹痛绵绵，喜温喜按，呕吐便溏，脘痞食少，畏寒肢冷，口淡不渴，舌质淡，苔白润，脉沉细或沉迟无力。

2. 阳虚失血证。便血、吐血、衄血或崩漏等见血色暗淡，质清稀，面色㿠白，气短神疲，脉沉细或虚大无力。

3. 小儿脾虚慢惊，病后多涎唾；中阳不足，阴寒上乘之胸痹；食饮不节，损伤脾胃阳气，清浊相干，升降失常之霍乱。

【临床应用】常用于急慢性胃肠炎、消化性溃疡、胃下垂、慢性结肠炎、慢性支气管炎、腹泻型肠易激综合征、慢性口腔溃疡、慢性腹泻、乙型肝炎后肝硬化失代偿期等证属脾胃虚寒者。

【方歌】理中丸主理中乡，甘草人参术黑姜，呕利腹痛阴寒盛，或加附子总扶阳。

【巧记】草（甘草）人（人参）赶（干姜）猪（白术）。

小建中汤

《伤寒论》

【组成】桂枝去皮，三两（9 g）　芍药六两（18 g）大枣擘，十二枚（4 枚）　生姜切，三两（9 g）　甘草炙，二两（6 g）　胶饴（饴糖）一升（30 g）

【用法】水煎取汁，兑入饴糖，文火加热溶化，分三次温服。

【功用】温中补虚，和里缓急。

【主治】中焦虚寒，肝脾失调，阴阳不和证。脘腹拘急疼痛，时发时止，喜温喜按；或心中悸动，虚烦不宁，面色无华；兼见手足烦热，咽干口燥等，舌淡苔白，脉细弦。

【临床应用】临床常用于胃及十二指肠溃疡、功能性发热、神经衰弱、慢性肝炎、再生障碍性贫血、抑郁症、失眠证等属中气虚寒，阴阳气血失调者。

【方歌】小建中汤芍药多，桂姜甘草大枣和，更加饴糖补中藏，虚劳腹痛服之瘥。

【巧记】大（大枣）勺（芍药）草（甘草）糖（饴糖）姜（生姜）汁（桂枝）。

大建中汤

《金贵要略》

【组成】蜀椒炒，去汗，二合（6 g）　　干姜四两（12 g）　人参二两（6 g）

【用法】水煎服，饴糖（30 g）冲服。

【功用】温中补虚，缓急止痛。

【主治】中阳虚衰，阴寒内盛之脘腹疼痛。心胸中大寒痛，呕不能食，腹中寒气上冲，腹皮突起如有头足，上下痛而不可触近，舌苔白滑，脉细沉紧，甚则肢厥脉伏。

【临床应用】常用于胃肠痉挛症、肠粘连、肠管狭窄、肠道蛔虫性梗阻、胃扩张、胃下垂、慢性胰腺炎、阑尾炎、十二指肠球部溃疡、腹膜炎、阳痿、肾结石等证属中阳衰弱，阴寒内盛者。

【方歌】大建中汤建中阳，蜀椒干姜参饴糖，阴盛阳虚腹冷痛，温补中焦止痛强。

【巧记】姜（干姜）饴（饴糖）任（人参）教（蜀椒）。

吴茱萸汤

《伤寒论》

【组成】吴茱萸洗，一升（9 g）　　人参三两（9 g）
生姜切，六两（18 g）　　大枣擘，十二枚（4枚）

【用法】水煎服。

【功用】温中补虚，降逆止呕。

【主治】

1. 胃寒呕吐证。食谷欲呕，或兼胃脘疼痛，吞酸嘈杂，舌淡，脉沉弦而迟。

2. 肝寒上逆证。干呕吐涎沫，头疼，巅顶痛甚，舌淡，脉沉弦。

3. 肾寒上逆证。呕吐下利，手足厥冷，烦躁欲死，舌淡，脉沉细。

【临床应用】常用于慢性胃炎、妊娠呕吐、神经性呕吐、梅尼埃综合征、偏头痛、顽固性头痛、胃寒痛、寒疝疼痛、慢性胆囊炎、老年胃食管反流症等证属肝胃虚寒者。

【方歌】吴茱萸汤人参枣，重用生姜温胃好，阳明寒呕少阴利，厥阴头疼皆能保。

【巧记】吴茱萸将（生姜）生（人参）枣（大枣）。

四逆汤

《伤寒论》

【组成】甘草炙，二两（6 g）　　干姜一两半（6 g）
附子生用，去皮，一枚（15 g）

【用法】水煎服。

【功用】回阳救逆。

【主治】少阴病，心肾阳衰寒厥证。四肢厥逆，恶寒蜷卧，神衰欲寐，面色苍白，腹痛下利，呕吐不渴，舌苔白滑，脉微细；或太阳病误汗亡阳者。

【临床应用】常用于急性胃肠炎吐泻过多、荨麻疹、糖尿病周围神经病变、血管性疾病、心肌梗死、心力衰竭或某些急症大汗而见休克等证属阳衰阴盛者。

【方歌】四逆汤中姜附草，阳衰寒厥急煎尝，腹痛吐泻脉沉细，急投此方可回阳。

【巧记】父子（附子）炒（甘草）干姜。

当归四逆汤

《伤寒论》

【组成】当归三两（9 g）　　桂枝去皮，三两（9 g）
芍药三两（9 g）　　细辛三两（3 g）　　甘草炙，二两（6 g）
通草二两（6 g）　　大枣擘，二十五枚（8 枚）

【用法】水煎服。

【功用】温经散寒，养血通脉。

【主治】血虚寒厥证。手足厥寒，或腰、股、腿、足、肩臂疼痛，口不渴，舌淡苔白，脉沉细或欲绝。

【临床应用】常用于风湿性心脏病、冠心病、头痛、高血压、中风及中风后遗症、类银屑病、过敏性鼻炎等证属营血亏虚，寒凝经脉，气血运行不畅者。

【方歌】当归四逆桂枝芍，细辛甘枣通草施，血虚寒厥四末冷，温经通脉最相宜。

【巧记】肝（甘草）大（大枣）的同（通草）志（桂枝）要（芍药）当（当归）心（细辛）。

黄芪桂枝五物汤
《金匮要略》

【组成】黄芪三两（9g）　桂枝三两（9g）　芍药三两（9g）　生姜六两（18g）　大枣十二枚（4枚）

【用法】水煎服。

【功用】益气温经，和血通痹。

【主治】血痹。肌肤麻木不仁，微恶风寒，舌淡苔薄白，脉微涩而紧。

【临床应用】常用于皮肤病、末梢神经炎、中风后遗症等有肢体麻木疼痛，证属气虚血滞，微感风邪者。

【方歌】黄芪桂枝五物汤，芍药大枣与生姜，益气温经和营卫，血痹风痹功效良。

【巧记】将（生姜）贵（桂枝）药（芍药）找（大枣）齐（黄芪）

第七章　表里双解剂

葛根黄芩黄连汤

《伤寒论》

【组成】葛根半斤（15 g）　　甘草炙，二两（6 g）
黄芩三两（9 g）　　黄连三两（9 g）

【用法】水煎服。

【功用】解表清里。

【主治】表证未解，邪热入里证。身热，下利
臭秽，胸脘烦热，口干作渴，或喘而汗出，舌红苔
黄，脉数或促。

【临床应用】常用于急性肠炎、细菌性痢疾、
肠伤寒、胃肠型感冒等证属表证未解，里热又甚或
纯阳明里热者。

【方歌】葛根黄芩黄连汤，甘草四般治二阳，
解表清里兼和胃，喘汗自利保平康。

【巧记】葛根黄芩黄连草（甘草）。

大柴胡汤

《金匮要略》

【组成】柴胡半斤（24 g）　黄芩三两（9 g）　芍药三两（9 g）　半夏洗，半升（9 g）　枳实炙，四枚（9 g）　大黄二两（6 g）　大枣擘，十二枚（4 枚）　生姜切，五两（15 g）

【用法】水煎服。

【功用】和解少阳，内泻热结。

【主治】少阳阳明合病。往来寒热，胸胁苦满，呕不止，郁郁微烦，心下痞硬，或心下急痛，大便不解或协热下利，舌苔黄，脉弦数有力。

【临床应用】常用于胆系急性感染、胆石症、胆道蛔虫病、急性胰腺炎、胃及十二指肠溃疡等证属少阳阳明合病者。

【方歌】大柴胡汤用大黄，枳实芩夏白芍将，煎加姜枣表兼里，妙法内攻并外攘。

【巧记】秦（黄芩）皇（大黄）只（枳实）要（芍药）半（半夏）壶（柴胡）枣（大枣）酱（生姜）。

防风通圣散

《黄帝素问宣明论方》

【组成】防风　川芎　当归　芍药　大黄　薄荷叶　麻黄　连翘　芒硝各半两（各15 g）　石膏　黄芩　桔梗各一两（各30 g）　滑石三两（90 g）　甘草二两（60 g）　荆芥　白术　栀子各一分（各3 g）

【用法】作水丸，每服6 g，加生姜3片，煎汤送服，一日2次；亦可作汤剂，水煎服。

【功用】疏风解表，泻热通便。

【主治】风热壅盛，表里俱实证。憎寒壮热，头目昏眩，目赤睛痛，口苦而干，咽喉不利，胸膈痞闷，咳呕喘满，涕唾稠黏，大便秘结，小便赤涩，舌苔黄腻，脉数有力。并治疮疡肿毒，肠风痔漏，鼻赤，瘾疹等。

【临床应用】常用于感冒、头面部疖肿、急性结膜炎、偏头痛、高血压、肥胖症、习惯性便秘、痔疮等证属风热壅盛，表里俱实者。

【方歌】防风通圣大黄硝，荆芥麻黄栀芍翘，甘桔芎归膏滑石，薄荷芩术力偏饶，表里交攻阳热盛，外科疡毒总能消。

【巧记】黄（大黄）妈（麻黄）石（滑石）河（薄荷叶）值（栀子）勤（黄芩）住（白术）草（甘草）房（防风），忙（芒硝）借（桔梗）船（川芎）摆（白芍，原方为芍药）渡归（当归）金（荆芥）石（石膏）桥（连翘）。

第八章　补益剂

四君子汤

《太平惠民和剂局方》

【组成】人参去芦　白术　茯苓去皮（各9g）　甘草炙（6g）

【用法】水煎服。

【功用】益气健脾。

【主治】脾胃气虚证。面色萎白，语声低微，气短乏力，食少便溏，舌淡苔白，脉虚缓。

【临床应用】常用于慢性胃炎、胃及十二指肠溃疡等消化系统疾病及妊娠胎动不安、小儿低热等证属脾胃气虚者。

【方歌】四君子汤中和义，参术茯苓甘草比，益以夏陈名六君，祛痰补益气虚饵，除却半夏名异功，或加香砂胃寒使。

【巧记】夫（茯苓）人（人参）赶（甘草）猪（白术）。

补中益气汤

《脾胃论》

【组成】黄芪五分，病甚、劳役热者一钱（18 g）
甘草炙，五分（9 g）　　人参去节，三分，有嗽去之（6 g）
当归身酒焙干，或晒干，二分（3 g）　　橘皮不去白，二分或
三分（6 g）　　升麻二分或三分（6 g）　　柴胡二分或三分
（6 g）　　白术三分（9 g）

【用法】水煎服。

【功用】补中益气，升阳举陷。

【主治】

1. 脾胃气虚证。饮食减少，体倦肢软，少气懒
言，面色萎黄，大便稀薄，脉虚软。

2. 气虚下陷证。脱肛，子宫脱垂，久泻，久
痢，崩漏等，伴气短乏力，舌淡，脉虚。

3. 气虚发热证。身热自汗，渴喜热饮，气短乏
力，舌淡，脉虚大无力。

【临床应用】常用于内脏下垂、久泻、久痢、
重症肌无力、乳糜尿、习惯性便秘、眼睑下垂、麻

痪性斜视等证属脾胃气虚，清阳不升或中气下陷者。

【方歌】补中益气芪术陈，升柴参草当归身，虚劳内伤功独擅，亦治阳虚外感因。

【巧记】补中益气赶（甘草）虎（柴胡），白（白术）人（人参）骑（黄芪）皮（橘皮）马（升麻）当归。

参苓白术散
《太平惠民和剂局方》

【组成】莲子肉去皮，一斤（9 g）　　薏苡仁一斤（9 g）　缩砂仁一斤（6 g）　桔梗炒令深黄色，一斤（6 g）白扁豆姜汁浸，去皮，微炒一斤半（12 g）　白茯苓二斤（15 g）　人参去芦，二斤（15 g）　甘草炒，二斤（10 g）白术二斤（15 g）　山药二斤（15 g）

【用法】散剂，每服 6～10 g，大枣煎汤送服；亦可作汤剂，加大枣 3 枚，水煎服。

【功用】益气健脾，渗湿止泻。

【主治】脾虚湿盛证。饮食不化，胸脘痞满，肠鸣泄泻，四肢乏力，形体消瘦，面色萎黄，舌淡苔白腻，脉虚缓。亦可用于治疗肺脾气虚，痰湿咳嗽。

【临床应用】常用于慢性胃肠炎、慢性支气管炎、慢性肾炎及妇女带下病、贫血等证属脾虚湿盛者。

【方歌】参苓白术扁豆陈，山药甘莲砂薏仁，桔梗上浮兼保肺，枣汤调服益脾神。

【巧记】沙（缩砂仁）夫（白茯苓）人（人参）一（薏苡仁）早（大枣）要（山药）接（桔梗）编（白扁豆）百（白术）草（甘草）帘（莲子肉）。

生脉散
《医学启源》

【组成】人参 (9 g)　麦冬 (9 g)　五味子 (6 g)（原著中本方无用量）

【用法】水煎服。

【功用】益气生津，敛阴止汗。

【主治】

1. 温热、暑热耗气伤阴证。汗多神疲，体倦乏力，气短懒言，咽干口渴，舌干红少苔，脉虚数。

2. 久咳伤肺，气阴两虚证。干咳少痰，短气自汗，口干舌燥，脉虚细。

【临床应用】常用于冠心病、心绞痛、心律不齐、急性心肌梗死、病毒性心肌炎等心血管疾病，肺心病、肺结核、慢性支气管炎等呼吸系统疾患，以及中暑等各种休克证属气阴两虚者。

【方歌】生脉麦冬五味参，保肺清心治暑淫，气少汗多兼口渴，病危脉绝急煎斟。

【巧记】人（人参）无（五味子）脉（麦冬）。

玉屏风散
《究原方》，录自《医方类聚》

【组成】防风一两（15 g）　黄芪蜜炙，二两（30 g）
白术二两（30 g）

【用法】散剂，每服 6～9 g；亦可作汤剂，水煎服。

【功用】益气固表止汗。

【主治】表虚自汗。汗出恶风，面色㿠白，舌淡，苔薄白，脉浮虚。

【临床应用】常用于过敏性鼻炎、多汗、反复呼吸道感染感等证属表虚不固，外感风邪者。

【方歌】玉屏组合少而精，芪术防风鼎足形，表虚汗多易感冒，固卫敛汗效特灵。

【巧记】玉屏风（防风）骑（黄芪）白术。

四物汤
《仙授理伤续断秘方》

【组成】白芍药 (9 g)　　川当归 (9 g)　　熟地黄 (12 g)　　川芎 (6 g)

【用法】水煎服。

【功效】补血调血。

【主治】营血虚滞证。头晕目眩，心悸失眠，面色无华，或妇人月经不调，量少或经闭不行，脐腹作痛，舌淡，脉细弦或细涩。

【临床运用】常用于贫血、妇女月经不调、胎产疾病、荨麻疹、过敏性紫癜等证属营血虚滞者。

【方歌】四物地芍与归芎，血家百病此方通，八珍合入四君子，气血双疗功独崇，再加黄芪与肉桂，十全大补补方雄。

【巧记】弟（熟地黄）摆（白芍药）船（川芎）归（川当归）。

归脾汤

《严氏济生方》

【组成】白术　茯神去木　黄芪去芦　龙眼肉　酸枣仁炒，去壳，各一两（各18 g）　人参　木香不见火，各半两（各9 g）　甘草炙，二钱半（6 g）　当归一钱（3 g）　远志一钱（3 g）

【用法】加生姜5片，大枣1枚，水煎服。

【功用】益气补血，健脾养心。

【主治】

1. 心脾气血两虚证。心悸怔忡，健忘失眠，盗汗，体倦食少，面色萎黄，舌淡，苔薄白，脉细弱。

2. 脾不统血证。便血，皮下紫癜，妇女崩漏，月经超前，量多色淡，或淋漓不止，舌淡，脉细弱。

【临床应用】常用于神经衰弱、胃及十二指肠溃疡出血、功能性子宫出血、再生障碍性贫血、血小板减少性紫癜、冠心病等证属心脾气虚两虚及脾不统血者。

【方歌】归脾汤用术参芪，归草茯神远志齐，酸枣木香龙眼肉，兼加姜枣益心脾。

【巧记】大（大枣）龙（龙眼肉）草（甘草）

原（远志）牧（木香）猪（白术），奇（黄芪）人（人参）神（茯神）算（酸枣仁）将（生姜）归（当归）。

当归补血汤

《内外伤辨惑论》

【组成】黄芪—两（30 g）　　当归酒洗，二钱（6 g）

【用法】水煎服。

【功用】补气生血。

【主治】血虚发热证。肌热面赤，烦渴欲饮，脉洪大而虚，重按无力。亦治妇人经期、产后血虚发热头痛，或疮疡溃后，久不愈合者。

【临床应用】常用于妇女经期、产后发热等证属血虚阳浮；贫血、白细胞减少症、过敏性紫癜、功能失调性子宫出血、疮疡久溃不愈等证属气血虚弱者。

【方歌】当归补血有奇功，归少芪多力最雄，更有芪防同白术，别名止汗玉屏风。

【巧记】骑（黄芪）龟（当归）。

八珍汤

《瑞竹堂经验方》

【组成】 当归去芦　川芎　熟地黄　白芍药　人参去芦　甘草炙　茯苓去皮　白术各一两（各15 g）

【用法】 加生姜5 片，大枣1 枚，水煎服。

【功用】 益气补血。

【主治】 气血两虚证。面色萎白或无华，头晕目眩，四肢倦怠，气短懒言，不思饮食，心悸怔忡，妇人月经不调，脐腹绞痛，时作寒热，舌淡苔薄白，脉细弱或虚大无力。

【临床应用】 常用于病后或产后虚弱、贫血、肿瘤放化疗后骨髓抑制及免疫损伤、慢性疲劳综合征、月经不调、胎儿宫内生长受限、先兆流产、卵巢早衰、慢性难愈性创面等证属气血两虚者。

【方歌】 见四物汤。

【巧记】 四君四物。

炙甘草汤（又名复脉汤）

《伤寒论》

【组成】 甘草炙，四两（12 g）　　生姜三两（9 g）

桂枝_{去皮，三两}（9 g）　　人参_{二两}（6 g）　　生地黄_{一斤}（50 g）　　阿胶_{二两}（6 g）　麦门冬_{去心，半升}（10 g）麻仁_{半升}（10 g）　　大枣_{擘，三十枚}（10 枚）

【用法】水酒各半煎服，阿胶烊化。

【功用】滋阴养血，益气温阳，复脉定悸。

【主治】

1. 阴血不足，阳气虚弱证。脉结代，心动悸，虚羸少气，舌光少苔，或舌干而瘦小者。

2. 虚劳肺痿。咳嗽，涎唾多，形瘦短气，虚烦不眠，自汗盗汗，咽干舌燥，大便干结，脉虚数。

【临床应用】常用于室性早搏、房颤、病窦综合征、房室传导阻滞、冠心病、病毒性心肌炎、甲状腺功能亢进症等引发的心律失常，以及冠心病心绞痛、糖尿病性心肌病、老年性慢性支气管炎、肺心病等证属阴阳气血俱虚者。

【方歌】炙甘草汤参姜桂，麦地胶枣麻仁囊，心动悸兮脉结代，虚劳肺痿效如神。

【巧记】炙甘草君地黄（生地黄），贵（桂枝）人（人参）阿（阿胶）妈（麻仁）卖（麦门冬）枣（大枣）姜（生姜）。

大补元煎

《景岳全书》

【组成】人参一钱至二两（3～60 g）　山药二钱
（6 g）　熟地黄二钱至三两（6～90 g）　杜仲二钱（6 g）
当归二至三钱（6～9 g）　山茱萸一钱（3 g）　枸杞二至
三钱（6～9 g）　炙甘草一至二钱（3～6 g）

【用法】水煎服。

【功用】益气养血，肝肾双补。

【主治】气血两亏，精神萎顿，腰酸耳鸣，汗
出肢冷，心悸气短，脉微细。

【临床应用】临床主要用于眩晕、头痛、恶性
肿瘤化疗后毒副反应、不孕、肾病综合征、肺结核、
哮喘，以及紫癜、病毒性肝炎等病症。

【方歌】大补元煎景岳方，山药山萸熟地黄，
参草枸杞归杜仲，真阴方耗此方尝。

【巧记】当（当归）地（熟地黄）要（山药）
少（炙甘草）种（杜仲）人参与（山茱萸）枸杞。

六味地黄丸

《小儿药证直诀》

【组成】熟地黄炒，八钱（24 g）　　山萸肉　干山药各四钱（各12 g）　　泽泻　牡丹皮　茯苓去皮，三钱（9 g）

【用法】蜜丸，每服9 g，每日2～3次；亦可作汤剂，水煎服。

【功用】填精滋阴补肾。

【主治】肾阴精不足证。腰膝酸软，头晕目眩，视物昏花，耳鸣耳聋，盗汗，遗精，消渴，骨蒸潮热，手足心热，舌燥咽痛，牙齿动摇，足跟作痛，以及小儿囟门不合，舌红少苔，脉沉细数。

【临床应用】临床常用于肾炎、糖尿病、高血压、失眠、围绝经期综合征、老年性阴道炎、骨质疏松症、慢性肾脏病等证属肾阴精不足者。

【方歌】六味地黄山药萸，泽泻苓丹"三泻"侣，三阴并补重滋肾，肾阴不足效可居。

【巧记】渔（山萸肉）夫（茯苓）单（牡丹皮）要（干山药）熟（熟地黄）蟹（泽泻）。

左归丸

《景岳全书》

【组成】 大怀熟地八两（24 g）　　山药炒，四两（12 g）　　枸杞四两（12 g）　　山茱萸肉四两（12 g）　　川牛膝酒洗，蒸熟三两（9 g）　　菟丝子制，四两（12 g）　　鹿胶敲碎，炒珠四两（12 g）　　龟胶切碎，炒珠四两（12 g）

【用法】 蜜丸，每服 9 g，每日 2～3 次；亦可作汤剂，水煎服。

【功用】 滋阴补肾，填精益髓。

【主治】 真阴不足证。头晕目眩，腰酸腿软，遗精滑泄，自汗盗汗，口燥舌干，舌红少苔，脉细。

【临床应用】 本方临床主要用于子宫卵巢发育不良、睾丸发育不良、卵巢早衰、围绝经期综合征、慢性疲劳综合征、骨质疏松症等证属阴精亏虚者。

【方歌】 左归丸用大熟地，枸杞萸肉薯牛膝，龟鹿二胶菟丝入，补阴填精功效奇。

【巧记】 愚（山茱萸肉）弟（大怀熟地）要（山药）牛（川牛膝）狗（枸杞）兔（菟丝子）鹿（鹿胶）龟（龟胶）。

大补阴丸

《丹溪心法》

【组成】熟地黄酒蒸，六两（18 g）　龟板酥炙，六两（18 g）　黄柏炒褐色，四两（12 g）　知母酒浸，炒，四两（12 g）

【用法】蜜丸，每服 9 g，淡盐汤送服；亦可作汤剂，水煎服。

【功用】滋阴降火。

【主治】阴虚火旺证。骨蒸潮热，盗汗遗精，咳嗽咯血，心烦易怒，足膝疼热或痿软，舌红少苔，尺脉数而有力。

【临床应用】常用于糖尿病、甲状腺功能亢进症、肾结核、骨结核、淋巴结核等临床表现符合三焦阴虚证者。

【方歌】大补阴丸熟地黄，龟板知柏合成方，猪髓蒸熟炼蜜丸，滋阴降火效力强。

【巧记】黄（熟地黄）伯（黄柏）母（知母）归（龟板）来猪脊熟。

一贯煎

《续名医类案》

【组成】北沙参　麦冬　当归身（各9g）　生地黄（18g）　枸杞子（9g）　川楝子（6g）（原著中本方无用量）

【用法】水煎服。

【功用】滋阴疏肝。

【主治】肝肾阴虚，肝气郁滞证。胸脘胁痛，吞酸吐苦，咽干口燥，舌红少津，脉细弱或虚弦。亦治疝气瘕聚。

【临床应用】常用于慢性萎缩性胃炎、胆汁反流性胃炎、慢性胆囊炎、更年期骨质疏松症、干燥综合征、慢性肝炎、肝硬化等证属阴虚气滞者。

【方歌】一贯煎中生地黄，沙参枸杞麦冬襄，当归川楝水煎服，阴虚肝郁是妙方。

【巧记】麦（麦冬）地（生地黄）练（川楝子）狗（枸杞子）当（当归身）杀（北沙参）。

肾气丸

《金匮要略》

【组成】干地黄八两（24 g）　　薯蓣四两（12 g）
山茱萸四两（12 g）　　泽泻三两（9 g）　　茯苓三两（9 g）
牡丹皮三两（9 g）　　桂枝一两（3 g）　　附子炮，一两
（3 g）

【用法】蜜丸，每服6 g，每日2次，白酒或淡
盐汤送下；亦可作汤剂，水煎服。

【功用】补肾助阳化气。

【主治】肾阳气不足证。腰痛脚软，身半以下
常有冷感，少腹拘急，小便不利，或小便反多，入
夜尤甚，阳痿早泄，舌淡而胖，脉虚弱，尺部沉细；
以及痰饮，水肿，消渴，脚气，转胞等。

【临床应用】常用于慢性肾炎、肾病综合征、
糖尿病、醛固酮增多症、甲状腺功能减退症、性功
能低下、神经衰弱、肾上腺皮质功能减退症、支气
管哮喘、更年期综合征等证属肾阳不足者。

【方歌】《金匮》肾气治肾虚，熟地怀药及山
萸，丹皮苓泽加桂附，引火归原热下趋。

【巧记】贵（桂枝）子（附子）腹（茯苓）泻

（泽泻）单（牡丹皮）要（薯蓣）黄（干地黄）鱼（山茱萸）。

右归丸
《景岳全书》

【组成】熟地黄八两（24 g）　　山药炒，四两（12 g）　枸杞微炒，四两（12 g）　　鹿角胶炒珠，四两（12 g）　　菟丝子制，四两（12 g）　　杜仲姜汁炒，四两（12 g）　　山茱萸微炒，三两（9 g）　　当归三两（9 g）　　肉桂二两（6 g）　制附子二两，渐可加至五六两（6 g）

【用法】蜜丸，每服 9 g；亦可作汤剂，水煎服。

【功用】温补肾阳，填精益髓。

【主治】肾阳不足，命门火衰证。年老或久病气衰神疲，畏寒肢冷，腰膝软弱，阳痿遗精，或阳衰无子，或饮食减少，大便不实，或小便自遗，舌淡苔白，脉沉而迟。

【临床应用】临床常用于肾病综合征、子宫卵巢发育不良、睾丸发育不良、骨质疏松症、白细胞减少症等临床表现符合肾阳虚证者。

【方歌】右归丸中附桂地，山药茱萸菟丝归，杜仲鹿胶枸杞子，补肾益阳功用魁。

【巧记】父子（制附子）二山（山药、山茱萸）种（杜仲）地（熟地黄）归（当归），兔（菟丝子）狗（枸杞）鹿（鹿角胶）肉（肉桂）微火煨。

地黄饮子

《黄帝素问宣明论方》

【组成】熟干地黄 (18 g)　巴戟 (9 g)　山茱萸 (9 g)　石斛 (9 g)　肉苁蓉酒浸 (9 g)　附子炮 (6 g)　五味子 (6 g)　官桂 (6 g)　白茯苓 (6 g)　麦门冬 (6 g)　菖蒲 (6 g)　远志 (6 g)

【用法】加生姜 5 片，大枣 1 枚，薄荷 2 g，水煎服。

【功用】滋肾阴，补肾阳，开窍化痰。

【主治】喑痱。舌强不能言，足废不能用，口干不欲饮，足冷面赤，脉沉细弱。

【临床应用】常用于晚期高血压病、脑动脉硬化、冠心病、中风后遗症、痴呆症、脊髓炎、闭经不孕等证属阴阳两虚者。

【方歌】地黄饮子山茱斛，麦味菖蒲远志茯，苁蓉桂附巴戟天，少入薄荷姜枣服。

【巧记】帝皇（熟干地黄）爬几天（巴戟）容（肉苁蓉）山（山茱萸），令（白茯苓）狐（石斛）父子（附子）关（官桂）姜（生姜）枣（大枣）园（远志），不（薄荷）迈（麦门冬）武（五味子）昌（菖蒲）。

第九章 固涩剂

桑螵蛸散
《本草衍义》

【组成】 桑螵蛸 远志 菖蒲 龙骨 人参 茯神 当归 龟甲酥炙,各一两（各10g）

【用法】 共研细末,每服6g,睡前以人参汤调下;亦可作汤剂,水煎睡前服。

【功用】 调补心肾,固精止遗。

【主治】 心肾两虚之尿频或遗尿、遗精证。小便频数,或尿如米泔色,或遗尿,或滑精,心神恍惚,健忘,舌淡苔白,脉细弱。

【临床应用】 常用于小儿尿频、遗尿及糖尿病肾病、老年糖尿病性便秘、膀胱活动过度、急性尿道综合征、神经衰弱等证属心肾两虚,水火不交者。

【方歌】 桑螵蛸散治便数,参苓龙骨同龟壳,菖蒲远志及当归，补肾宁心健忘觉。

【巧记】桑螵蛸散神（茯神）志（远志）菖（菖蒲），参（人参）当（当归）骨（龙骨）甲（龟甲）止尿方。

四神丸

《证治准绳》

【组成】肉豆蔻二两（6 g）　　补骨脂四两（12 g）五味子二两（6 g）　　吴茱萸一两（3 g）

【用法】丸剂，每服 6 ~ 9 g，一日两次，用淡盐汤或温开水送服；亦作汤剂，加姜 6 g，枣 10 枚，水煎服。

【功用】温肾暖脾，固肠止泻。

【主治】脾肾阳虚之五更泻。五更泄泻，不思饮食，食不消化，或久泻不愈，腹痛喜温，腰酸肢冷，神疲乏力，舌淡，苔薄白，脉沉迟无力。

【临床应用】常用于慢性结肠炎、肠结核、肠易激综合征等证属脾肾阳虚者。

【方歌】四神故纸吴茱萸，肉蔻五味四般须，大枣百枚姜八两，五更肾泄火衰扶。

【巧记】四神丸，骨（补骨脂）肉（肉豆蔻）

喂（五味子）鱼（吴茱萸）。

真人养脏汤
《太平惠民和剂局方》

【组成】人参　当归去芦　白术焙，各六钱（各6g）肉豆蔻面裹，煨，半两（8g）　肉桂去粗皮　甘草炙，各八钱（各6g）　白芍药一两六钱（12g）　木香不见火，一两四钱（3g）　诃子去核，一两二钱（9g）　罂粟壳去蒂萼，蜜炙，三两六钱（9g）

【用法】水煎服。

【功用】涩肠固脱，温补脾肾。

【主治】久泻久痢、脾肾虚寒证。大便滑脱不禁，甚则脱肛坠下，腹痛喜温喜按，或下痢赤白，或便脓血，里急后重，日夜无度，不思饮食，舌淡苔白，脉沉迟细。

【临床应用】临床常用于慢性肠炎、慢性结肠炎、肠结核、慢性痢疾等日久不愈证属脾肾虚寒者。

【方歌】真人养脏诃粟壳，肉蔻当归桂木香，术芍参甘为涩剂，脱肛久痢早煎尝。

【巧记】穆（木香）桂（肉桂）英（罂粟壳）挡（当归）住（白术）草（甘草）蔻（肉豆蔻）

要（白芍药）何（诃子）人（人参）。

固冲汤

《医学衷中参西录》

【组成】白术一两（30 g）　生黄芪六钱（18 g）龙骨煅，八钱（24 g）　牡蛎煅，八钱（24 g）　山茱萸八钱（24 g）　生杭芍四钱（12 g）　海螵蛸四钱（12 g）茜草三钱（9 g）　棕榈炭二钱（6 g）　五倍子五分（1.5 g）

【用法】水煎服。

【功用】固冲摄血，益气健脾。

【主治】脾肾亏虚，冲脉不固证。猝然血崩或月经过多，或漏下不止，色淡质稀，头晕肢冷，心悸气短，神疲乏力，腰膝酸软，舌淡，脉微弱。

【临床应用】常用于异常子宫出血、产后出血过多等证属脾气虚弱，冲任不固者。

【方歌】固冲术芪山萸芍，龙牡棕炭海螵蛸，茜草五倍水煎服，益气固冲功效高。

【巧记】固冲骑（生黄芪）猪（白术）纵（棕榈炭）千（茜草）山（山茱萸）北（五倍子）海（海螵蛸）少（生杭芍）龙（龙骨）母（牡蛎）。

易黄汤

《傅青主女科》

【组成】山药炒，一两（30 g）　　芡实炒，一两（30 g）
黄柏盐水炒，二钱（6 g）　　车前子酒炒，一钱（3 g）　　白
果碎，十枚（12 g）

【用法】水煎服。

【功用】补脾益肾，清热利湿，收涩止带。

【主治】脾肾虚弱，湿热带下证。带下黏稠量
多，色黄如浓茶汁，其气腥秽，食少体倦，腰膝酸
软，舌红，苔黄腻，脉濡滑。

【临床应用】常用于宫颈炎、阴道炎、慢性盆
腔炎等证属脾肾虚弱，湿热下注者。

【方歌】易黄山药与芡实，白果黄柏车前子，
固肾清热又祛湿，肾虚湿热带下医。

【巧记】忆黄（易黄）山（山药）芡实，黄伯
（黄柏）车前（车前子）果（白果）。

第十章 安神剂

酸枣仁汤

《金匮要略》

【组成】酸枣仁二升（15 g）　　甘草一两（3 g）
知母二两（6 g）　　茯苓二两（6 g）　　川芎二两（6 g）

【用法】水煎服。

【功用】养血安神，清热除烦。

【主治】肝血不足，虚热内扰之虚烦不眠证。虚烦不眠，心悸不安，头目眩晕，咽干口燥，舌红，脉弦细。

【临床运用】常用于神经衰弱、心脏神经官能症、围绝经期综合征、精神抑郁症等证属肝血不足，虚热内扰者。

【方歌】酸枣仁汤治失眠，川芎知草茯苓煎，养血除烦清虚热，安然入睡梦乡甜。

【巧记】川（川芎）酸枣（酸枣仁）苓（茯苓）知（知母）草（甘草）。

天王补心丹
《校注妇人良方》

【组成】人参去芦，五钱（5 g）　　茯苓五钱（5 g）
玄参五钱（5 g）　　丹参五钱（5 g）　　桔梗五钱（5 g）
远志五钱（5 g）　　当归酒浸，一两（9 g）　　五味子一两
（9 g）　　麦门冬一两（9 g）　　天门冬一两（9 g）　　柏子
仁一两（9 g）　　酸枣仁炒　一两（9 g）　　生地黄四两
（12 g）

【用法】上药共为细末，炼蜜为小丸，用朱砂水飞9～15 g 为衣，每服6～9 g，温开水送下，或竹叶煎汤送服；亦可作汤剂，水煎服。

【功用】滋阴养血，补心安神。

【主治】阴虚血少，神志不安证。心悸怔忡，虚烦失眠，神疲健忘，或梦遗，手足心热，口舌生疮，大便干结，舌红少苔，脉细数。

【临床应用】常用于神经衰弱、冠心病、窦性心动过缓、精神分裂症、甲状腺功能亢进等所致的失眠、心悸等证属心肾阴虚血少者。

【方歌】天王补心柏枣仁，二冬生地当归身，三参桔梗朱砂味，远志茯苓共养神。

【巧记】田妇（茯苓）洁（桔梗）身（人参）早（酸枣仁）跪（当归）地（生地黄），但（丹参）愿（玄参）卖（麦门冬）猪（朱砂）五（五味子）百（柏子仁）只（远志）。

第十一章 理气剂

越鞠丸
《丹溪心法》

【组成】香附 苍术 川芎 栀子 神曲各等分
（各6~10 g）

【用法】水丸，每服6~9 g，温开水送下；亦可
作汤剂，水煎服。

【功用】行气解郁。

【主治】六郁证。胸膈痞闷，脘腹胀痛，嗳腐
吞酸，恶心呕吐，饮食不消。

【临床应用】常用于慢性胃炎、慢性肠炎、胃
及十二指肠、胃肠神经官能症、慢性肝炎、慢性胰
腺炎、胆囊炎、肋间神经痛及妇女之痛经、失眠、
偏头痛等证属郁证者。

【方歌】越鞠丸治六般郁，气血痰火湿食因，

芎苍香附兼栀曲，气畅郁舒痛闷伸。

【巧记】父（香附）子（栀子）唱（苍术）川（川芎）曲（神曲）。

半夏厚朴汤
《金匮要略》

【组成】半夏一升（12 g）　厚朴三两（9 g）　茯苓四两（12 g）　生姜五两（15 g）　苏叶二两（6 g）

【用法】水煎服。

【功用】行气散结，降逆化痰。

【主治】梅核气。咽中如有物阻，咯吐不出，吞咽不下，或咳或呕，舌苔白润或白滑，脉弦缓或弦滑。

【临床运用】常用于慢性咽炎、咽异感症、癔症、焦虑性精神症、抑郁症、顽固性失眠、慢性支气管炎、慢性胃炎、反流性食管炎等证属气滞痰阻者。

【方歌】半夏厚朴痰气疏，茯苓生姜共紫苏，加枣同煎名四七，痰凝气滞皆能除。

【巧记】夏（半夏）候（厚朴）将（生姜）复（茯苓）苏（苏叶）。

瓜蒌薤白白酒汤
《金匮要略》

【组成】瓜蒌实捣，一枚（24 g）　薤白半升（12 g）
白酒七升（适量）

【用法】加酒适量，水煎服。

【功用】通阳散结，行气祛痰。

【主治】胸痹，胸阳不振，痰气互结证。胸部
闷痛，甚至胸痛彻背，咳唾喘息，短气，舌苔白腻，
脉沉弦或紧。

【临床应用】常用于冠心病心绞痛、肋间神经
痛、胸膜炎、慢性支气管炎等证属胸阳不振，痰气
互结者。

【方歌】瓜蒌薤白治胸痹，益以白酒温肺气，
加夏加朴枳桂枝，治法稍殊名亦异。

【巧记】瓜蒌（瓜蒌实）薤白与白酒。

柴胡疏肝散
《证治准绳》

【组成】陈皮醋炒，二钱（6 g）　柴胡二钱（6 g）
川芎一钱半（4.5 g）　枳壳麸炒，一钱半（4.5 g）　芍药

一钱半（4.5 g）　甘草炙，五分（1.5 g）　香附一钱半（4.5 g）

【用法】水煎服。

【功用】疏肝解郁，行气止痛。

【主治】肝气郁滞证。胁肋疼痛，胸闷喜太息，情志抑郁或易怒，或嗳气，脘腹胀满，或月经不调，苔薄，脉弦。

【临床应用】常用于慢性肝炎、慢性胃炎、肋间神经痛、乳腺增生、功能性消化不良等证属肝郁气滞者。

【方歌】柴胡疏肝芍川芎，枳壳陈皮草香附，疏肝行气兼活血，胁肋疼痛立能除。

【巧记】陈（陈皮）香（香附）穷（川芎），只（枳壳）烧（芍药）干（甘草）柴（柴胡）。

苏子降气汤
《太平惠民和剂局方》

【组成】紫苏子　半夏汤洗七次，各二两半（各9 g）　川当归去芦，两半（6 g）　甘草炙，二两（6 g）　前胡去芦　厚朴去粗皮，姜汁拌炒，各一两（各6 g）　肉桂去皮，一两半（3 g）

【用法】加生姜 3 g，大枣 1 枚，苏叶 2 g，水煎服。

【功用】降气平喘，祛痰止咳。

【主治】上实下虚之喘咳证。痰涎壅盛，胸膈满闷，咳喘短气，呼多吸少，或腰疼脚软，或肢体浮肿，舌苔白滑或白腻，脉弦滑。

【临床应用】常用于慢性支气管炎、肺气肿、支气管哮喘等证属上实下虚，痰涎壅盛者。

【方歌】苏子降气半夏归，前胡桂朴草姜随，上实下虚痰咳喘，或加沉香去肉桂。

【巧记】大（大枣）桂（肉桂）盛（生姜）夏（半夏），前（前胡）后（厚朴）夜（苏叶）归（川当归）甘（甘草）肃（紫苏子）。

定喘汤
《摄生众妙方》

【组成】白果_{去壳，砸碎，炒黄色}，二十一个（9 g）麻黄三钱（9 g）　苏子二钱（6 g）　甘草一钱（3 g）款冬花三钱（9 g）　杏仁_{去皮尖}，一钱五分（4.5 g）　桑皮_{蜜炙}，三钱（9 g）　黄芩_{微炒}，一钱五分（4.5 g）　法制半夏_{如无，用甘草汤泡七次，去脐用}，三钱（9 g）

【用法】水煎服。

【功用】宣降肺气，清热化痰。

【主治】风寒外束，痰热内蕴之哮喘。咳喘痰多气急，痰稠色黄，或微恶风寒，舌苔黄腻，脉滑数。

【临床应用】常用于支气管哮喘、咳嗽变异性哮喘、慢性阻塞性肺疾病等证属痰热内蕴，风寒外束者。

【方歌】定喘白果与麻黄，款冬半夏白皮桑，苏杏黄芩兼甘草，肺寒膈热喘哮尝。

【巧记】定喘麻黄桑皮好，果（白果）杏（杏仁）苏（苏子）夏（法制半夏）芩（黄芩）款（款冬花）草（甘草）。

旋覆代赭汤

《伤寒论》

【组成】旋覆花三两（9 g）　人参二两（6 g）　生姜五两（15 g）　代赭石一两（3 g）　甘草炙，三两（9 g）半夏洗，半升（9 g）　大枣擘，十二枚（4 枚）

【用法】水煎服。

【功用】降逆化痰，益气和胃。

【主治】胃气虚弱，痰浊内阻证。心下痞硬，噫气不除，或反胃呕逆、吐涎沫，舌苔白腻，脉缓或滑。

【临床应用】临床常用于胃神经官能症、胃扩张、慢性胃炎、胃及十二指肠溃疡、幽门不完全性梗阻、神经性呃逆、膈肌痉挛等证属胃虚痰阻气逆者。

【方歌】旋覆代赭用人参，半夏姜甘大枣临，重以镇逆咸软痞，痞硬噫气力能禁。

【巧记】将（生姜）干（甘草）瞎（半夏）找（大枣）戴（代赭石）花（旋覆花）人（人参）。

第十二章 理血剂

桃核承气汤
《伤寒论》

【组成】桃仁去皮尖,五十个（12 g）　大黄四两（12 g）　桂枝去皮,二两（6 g）　甘草炙,二两（6 g）　芒硝二两（6 g）

【用法】水煎服,芒硝冲服。

【功用】破瘀泻热。

【主治】下焦蓄血证。少腹急结,小便自利,至夜发热,或其人如狂,甚则谵语烦躁,以及血瘀经闭,痛经,脉沉实而涩者。

【临床应用】常用于急性盆腔炎、附件炎、胎盘滞留、肠梗阻、子宫内膜异位症、急性脑出血等证属瘀热互结下焦者。

【方歌】桃仁承气五般奇,甘草硝黄并桂枝,瘀热互结少腹胀，如狂蓄血最相宜。

【巧记】莽（芒硝）干（甘草）黄（大黄）桃（桃仁）汁（桂枝）。

血府逐瘀汤
《医林改错》

【组成】桃仁四钱（12 g）　红花三钱（9 g）　当归三钱（9 g）　生地三钱（9 g）　川芎一钱半（4.5 g）　赤芍二钱（6 g）　牛膝三钱（9 g）　桔梗一钱半（4.5 g）　柴胡一钱（3 g）　枳壳二钱（6 g）　甘草二钱（6 g）

【用法】水煎服。

【功效】活血化瘀，行气止痛。

【主治】胸中血瘀证。胸痛，头痛，日久不愈，痛如针刺而有定处；或呃逆日久不止，或饮水即呛，干呕；或内热瞀闷，或心悸怔忡，失眠多梦，急躁易怒，入暮潮热；唇黯或两目黯黑，舌质黯红，或舌有瘀斑、瘀点，脉涩或弦紧。

【临床运用】常用于冠心病心绞痛、风湿性心脏病、胸部挫伤及肋软骨炎之胸痛，以及脑栓塞、高血压病、高脂血症、血栓闭塞性脉管炎、神经官能症、脑外伤后遗症之头痛、头晕等证属瘀阻气滞者。

【方歌】血府逐瘀归地桃，红花枳壳膝芎饶，柴胡赤芍甘桔梗，血化下行不作痨。

【巧记】血府逐瘀赶（甘草）只（枳壳）牛（牛膝），桃（桃仁）红（红花）四物（当归、生地、川芎、赤芍）截（桔梗）柴（柴胡）。

补阳还五汤
《医林改错》

【组成】黄芪生,四两（120g）　归尾二钱（6g）赤芍一半钱（5g）　地龙去土,一钱（3g）　川芎一钱（3g）　红花一钱（3g）　桃仁一钱（3g）

【用法】水煎服。

【功用】补气活血通络。

【主治】气虚血瘀之中风。半身不遂，口眼㖞斜，语言謇涩，口角流涎，小便频数或遗尿不禁，舌黯淡，苔白，脉缓无力。

【临床运用】常用于脑血管意外后遗症、偏瘫、截瘫、上肢或下肢萎软、血管神经性头痛、坐骨神经痛、脉管炎、冠心病、小儿麻痹后遗症等证属气虚血瘀者。

【方歌】补阳还五赤芍芎，归尾通经佐地龙，四两黄芪为主药，血中瘀滞用桃红。

【巧记】龟（归尾）地（地龙）川（川芎）人（桃仁）持（赤芍）红（红花）旗（黄芪）。

桂枝茯苓丸
《金匮要略》

【组成】桂枝二两（6 g）　茯苓二两（6 g）　牡丹皮去心，二两（6 g）　芍药二两（6 g）　桃仁去皮尖，熬，二两（6 g）

【用法】共为末，炼蜜和丸，每日服3~5 g；亦可作汤剂，水煎服。

【功用】活血化瘀，缓消癥块。

【主治】瘀阻胞宫证。妇人素有癥块，妊娠漏下不止，或胎动不安，血色紫黑晦暗，腹痛拒按，或经闭，或产后恶露不尽而腹痛拒按者，舌质紫暗或有瘀点，脉沉涩。

【临床应用】常用于子宫肌瘤、子宫内膜炎、附件炎、卵巢囊肿等证属瘀阻胞宫者。

【方歌】金匮桂枝茯苓丸，芍药桃仁和牡丹，等份为末密丸服，活血化瘀癥块散。

【巧记】贵（桂枝）人（桃仁）服（茯苓）丹（牡丹皮）药（芍药）。

温经汤

《金匮要略》

【组成】吴茱萸三两（9g）　当归二两（6g）　芍药二两（6g）　川芎二两（6g）　人参二两（6g）　桂枝二两（6g）　阿胶二两（6g）　牡丹皮去心，二两（6g）　生姜二两（6g）　甘草二两（6g）　半夏半升（6g）　麦冬去心，一升（9g）

【用法】水煎服，阿胶烊化。

【功用】温经散寒，养血祛瘀。

【主治】冲任虚寒，瘀血阻滞证。漏下不止，经血淋漓不畅，血色黯而有块，月经超前或延后，或逾期不止，或一月再行，或经停不至；见少腹里急，腹满，傍晚发热，手心烦热，唇口干燥，舌质黯红，脉细而涩。亦治妇人宫冷，久不受孕。

【临床应用】常用于功能性子宫出血、慢性盆腔炎、痛经、不孕症等证属冲任虚寒，瘀血阻滞者。

【方歌】温经汤用萸桂芎，归芍丹皮姜夏冬，参草阿胶调气血，暖宫祛瘀在温通。

【巧记】熊（川芎）皮（牡丹皮）贵（桂枝），无（吴茱萸）人（人参）要（芍药），冬（麦冬）将（生姜）夏（半夏），草（甘草）当（当归）浇（阿胶）。

失笑散
《太平惠民和剂局方》

【组成】蒲黄炒香　五灵脂酒研，淘去沙土，各等分（各6 g）

【用法】共为细末，每服6 g，用黄酒或醋冲服；亦可作汤剂，用纱布包，水煎服。

【功用】活血祛瘀，散结止痛。

【主治】瘀血疼痛证。心胸刺痛，脘腹疼痛，或产后恶露不行，或月经不调，少腹急痛。

【临床应用】常用于痛经、冠心病心绞痛、宫外孕、慢性胃炎等证属瘀血停滞者。

【方歌】失笑灵脂蒲黄共，等量为散酽醋冲，瘀滞心腹时作痛，祛瘀止痛有奇功。

【巧记】黄（蒲黄）磷（五灵脂）失效。

小蓟饮子

《济生方》，录自《玉机微义》

【组成】生地黄　小蓟　滑石　木通　蒲黄
藕节　淡竹叶　当归　山栀子　甘草各等分（各9g）

【用法】水煎服。

【功用】凉血止血，利水通淋。

【主治】热结下焦之血淋、尿血。尿中带血，
小便频数，赤涩热痛，舌红，脉数。

【临床应用】常用于急性泌尿系统感染、泌尿
系统结石、急性肾小球肾炎、肾盂肾炎等证属下焦
瘀热，蓄聚膀胱者。

【方歌】小蓟饮子藕蒲黄，木通滑石生地襄，
归草黑栀淡竹叶，血淋热结服之良。

【巧记】"六一"（滑石、甘草）节（藕节）牧
童（木通）当（当归）生（生地黄）煮（淡竹叶）
三（山栀子）黄（蒲黄）鸡（小蓟）。

咳血方

《丹溪心法》

【组成】青黛（6g）　瓜蒌仁（9g）　诃子（6g）

海粉（9g）　山栀（9g）（原著中本方无用量）

【用法】共研末为丸，每服9g；亦可作汤剂，水煎服。

【功用】清肝宁肺，凉血止血。

【主治】肝火犯肺之咳血证。咳嗽痰稠带血，咯吐不爽，心烦易怒，或胸胁作痛，咽干口苦，颊赤便秘，舌红苔黄，脉弦数。

【临床应用】常用于支气管扩张、肺结核等咳血证属肝火犯肺者。

【方歌】咳血方中诃子收，瓜蒌海粉山栀投，青黛蜜丸口噙化，咳嗽痰血服之瘳。

【巧记】海（海粉）带（青黛）和（诃子）瓜（瓜蒌仁）子（山栀）。

槐花散

《普济本事方》

【组成】槐花炒　柏叶杵，焙　荆芥穗　枳壳麸炒，各等分（各9g）

【用法】共为细末，每服6g，开水或米汤调下；可作汤剂，水煎服。

【功用】清肠止血，疏风行气。

【主治】风热湿毒，壅遏肠道，损伤血络便血证。肠风、脏毒，或便前出血，或便后出血，或粪中带血，以及痔疮出血，血色鲜红或晦暗，舌红苔黄，脉数。

【临床应用】常用于痔疮、结肠炎或其他大便下血证属风热或湿热邪毒，壅遏肠道，损伤脉络者。肠癌便血亦可应用。

【方歌】槐花散用治肠风，侧柏黑荆枳壳充，为末等分米饮下，宽肠凉血逐风动。

【巧记】百（柏叶）岁（荆芥穗）之（枳壳）槐（槐花）。

十灰散

《十药神书》

【组成】大蓟　小蓟　荷叶　侧柏叶　茅根　茜根　山栀　大黄　牡丹皮　棕榈皮各等分（各9g）

【用法】各药烧灰存性，为末，藕汁或萝卜汁磨京墨适量，调服9～15g；亦可作汤剂，水煎服。

【功用】凉血止血。

【主治】血热妄行之上部出血证。呕血、吐血、咯血、嗽血、衄血等，血色鲜红，来势急暴，舌红，脉数。

【临床应用】 常用于上消化道出血、支气管扩张及肺结核咯血等证属血热妄行者。

【方歌】 十灰散用十般灰，柏荷茅茜丹棕煨，二蓟栀黄各炒黑，上部出血势能摧。

【巧记】 大鸡（大蓟）蛋（牡丹皮）黄（大黄）和（荷叶）小鸡（小蓟）毛（茅根），总（棕榈皮）值（山栀）百（侧柏叶）钱（茜根）。

黄土汤

《金匮要略》

【组成】 甘草　干地黄　白术　附子炮　阿胶黄芩各三两（各9g）　灶心黄土半斤（30g）

【用法】 先将灶心土水煎取汤，再煎余药，阿胶烊化冲服。

【功用】 温阳健脾，养血止血。

【主治】 脾阳不足，脾不统血证。大便下血，先便后血，或吐血，衄血，及妇人崩漏，血色暗淡，四肢不温，面色萎黄，舌淡苔白，脉沉细无力。

【临床应用】 常用于慢性消化道出血、功能性性子宫出血等证属脾阳不足者。

【方歌】黄土汤将远血医，胶芩地术附甘随，温阳健脾能摄血，便血崩漏服之宜。

【巧记】黄土汤用灶心土（灶心黄土），逐（白术）富（附子）浇（阿胶）地（干地黄）青（黄芩）草（甘草）煮。

第十三章 治风剂

川芎茶调散
《太平惠民和剂局方》

【组成】薄荷叶不见火, 八两（12 g）　川芎四两（12 g）　荆芥去梗, 四两（12 g）　细辛去芦, 一两（3 g）　防风去芦, 一两半（4.5 g）　白芷二两（6 g）　羌活二两（6 g）　甘草二两（6 g）

【用法】共为细末, 每服 6 g, 每日 2 次, 饭后清茶调服; 亦可作汤剂, 水煎服。

【功用】疏风止痛。

【主治】外感风邪头痛。偏正头痛或巅顶头痛, 目眩鼻塞, 或恶寒发热, 舌苔薄白, 脉浮。

【临床运用】常用于偏头痛、血管神经性头痛, 以及慢性鼻炎、鼻窦炎所引起的头痛等证属外感风邪者。

【方歌】川芎茶调散荆防，辛芷薄荷甘草姜，目昏鼻塞风攻上，偏正头痛悉能康。

【巧记】草（甘草）熊（川芎）戴新（细辛）戒（荆芥）指（白芷），呛风（羌活、防风）喝薄荷茶（薄荷叶，清茶）。

大秦艽汤
《素问病机气宜保命集》

【组成】秦艽三两（9 g） 甘草 川芎 川独活 当归 白芍药 石膏各二两（各6 g） 川羌活 防风 吴白芷 黄芩 白术 白茯苓 生地黄 熟地黄各一两（各3 g） 细辛半两（1.5 g）

【用法】水煎服。

【功用】祛风清热，养血活血。

【主治】风邪初中经络证。口眼㖞斜，舌强不能言语，手足不能运动，风邪散见，不拘一经者。

【临床应用】常用于急性脑梗死、脑梗死后遗症、面神经麻痹所致口眼㖞斜，语言謇涩，半身不遂；风湿性关节炎、痛风性关节炎等证属风邪初中经络者。

【方歌】大秦艽汤羌独防，芎芷辛芩二地黄，石膏归芍苓甘术，风邪散见可通尝。

【巧记】秦（秦艽）皇（黄芩）拎（茯苓）枪（川羌活）逐（白术）二弟（生地黄、熟地黄），独（川独活）归（当归）川（川芎）药（白芍药）房（防风）制（吴白芷）新（细辛）草（甘草）膏（石膏）。

小活络丹（原名活络丹）

《太平惠民和剂局方》

【组成】川乌炮，去皮、脐　草乌炮，去皮、脐　地龙去土　天南星炮，各六两（各6g）　乳香研　没药研，各二两二钱（各5g）

【用法】为蜜丸，每丸重3g，每服1丸，一日两次，陈酒或温开水送服；亦可作汤剂，川乌、草乌先煎30分钟。

【功用】祛风除湿，化痰通络，活血止痛。

【主治】风寒湿痹。肢体筋脉疼痛，麻木拘挛，关节屈伸不利，疼痛游走不定。亦治中风，手足不仁，日久不愈，经络中有湿痰瘀血，而见腰腿沉重或腿臂间作痛。

【临床应用】常用于慢性风湿性关节炎、类风湿性关节炎、坐骨神经痛、急性软组织挫伤、骨质增生症及中风后遗症等证属风湿痰瘀交阻于经络者。

【方歌】小活络丹天南星，二乌乳没加地龙，寒湿瘀血成痹痛，搜风活血经络通。

【巧记】二乌（川乌、草乌）龙（地龙）没（没药）乳（乳香）难（天南星）活。

当归饮子
《济生方》

【组成】当归_{去芦}　白芍药　川芎　生地黄_洗　白蒺藜_{炒，去尖}　防风_{去芦}　荆芥穗各一两（各9g）　何首乌　黄芪_{去芦，各半两}（各6g）　甘草_{炙，半两}（3g）

【用法】水煎服。

【功用】养血活血，祛风止痒。

【主治】血虚有热，风邪外袭。皮肤疮疥，或肿或痒，或发赤疹瘙痒。

【临床应用】常用于湿疹、荨麻疹、接触性皮炎、皮肤瘙痒症等证属血虚有热，风邪外袭者。

【方歌】当归饮子治血燥，病因皆是血虚耗；四物荆防与芪草，首乌蒺藜最重要。

【巧记】四物（何首乌）界（荆芥穗），齐

（黄芪）防（防风）草（甘草）刺〔（白）蒺藜〕。

苍耳子散

《重订严氏济生方》

【组成】辛夷仁半两（6 g）　　苍耳子炒，二钱半
（5 g）　白芷一两（9 g）　薄荷叶半钱（3 g）

【用法】水煎服。

【功用】疏风止痛，通利鼻窍。

【主治】风邪上攻之鼻渊。症见鼻塞、流浊涕，
不辨香臭，前额头痛等。

【临床应用】常用于急慢性鼻炎、鼻窦炎、过
敏性鼻炎、副鼻窦炎、鼻息肉摘除术后等证属风邪
所致者。

【方歌】苍耳散中用薄荷，辛夷白芷四般和，
葱茶调服疏肝肺，清升浊降鼻渊瘥。

【巧记】苍耳（苍耳子）薄（薄荷叶）辛（辛
夷仁）芷（白芷）葱茶。

消风散

《外科正宗》

【组成】当归　生地黄　防风　蝉蜕　知母

· 207 ·

苦参　胡麻仁　荆芥　苍术　牛蒡子　石膏各一钱（各6g）　甘草　木通各五分（各3g）

【用法】水煎服。

【功用】疏风养血，清热除湿。

【主治】风疹、湿疹。皮肤瘙痒，疹出色红，或遍身云片斑点，抓破后渗出津水，苔白或黄，脉浮数。

【临床应用】常用于风疹、湿疹及荨麻疹、过敏性皮炎、药物性皮炎、神经性皮炎等证属风热或风湿者。

【方歌】消风散内用荆防，蝉蜕胡麻苦参苍，石知蒡通归地草，风疹湿疹服之康。

【巧记】谨（荆芥）防（防风）馋（蝉蜕）牛（牛蒡子）通（木通）仓（苍术）库（苦参），十（石膏）亩（知母）草（甘草）地（生地黄）归（当归）胡妈（胡麻仁）。

牵正散

《杨氏家藏方》

【组成】白附子　白僵蚕　全蝎去毒，并生用，各等分（各5g）

【用法】共为细末，每次3g，温酒送服，日服2～3次；亦可作汤剂，水煎服。

【功用】祛风化痰，通络止痉。

【主治】风痰中头面经络。口眼㖞斜，或面肌抽动，舌淡苔白。

【临床运用】常用于面神经麻痹、三叉神经痛、偏头痛等证属风痰阻于头面经络者。

【方歌】牵正散是《杨家方》，全蝎僵蚕白附裹，服用少量热酒下，口眼㖞斜疗效彰。

【巧记】牵正蚕（白僵蚕）服（附子）蝎子（全蝎）酒。

羚角钩藤汤
《通俗伤寒论》

【组成】羚角片先煎，一钱半（4.5g）　霜桑叶二钱（6g）　京川贝去心，四钱（12g）　鲜生地五钱（15g）双钩藤后入，三钱（9g）　滁菊花三钱（9g）　茯神木三钱（9g）　生白芍三钱（9g）　生甘草八分（3g）淡竹茹鲜刮，与羚角先煎代水，五钱（15g）

【用法】水煎服。

【功用】凉肝息风，增液舒筋。

【主治】肝热生风证。高热不退，烦闷躁扰，手足抽搐，发为痉厥，甚则神昏，舌质绛而干，或舌焦起刺，脉弦数。

【临床应用】常用于流行性脑脊髓膜炎、流行性乙型脑炎、中毒性脑病及妊娠子痫、高血压所致的头痛、眩晕、抽搐等证属肝经热盛，热极动风，或阳亢风动者。

【方歌】俞氏羚角钩藤汤，桑叶菊花鲜地黄，芍草茯神川贝茹，凉肝增液定风方。

【巧记】领（羚羊片）狗（双钩藤）上（霜桑叶）草（生甘草）地（鲜生地），主（淡竹茹）妇（茯神术）少（生白芍）背（京川贝）菊（滁菊花）。

镇肝熄风汤
《医学衷中参西录》

【组成】怀牛膝一两（30 g）　生赭石轧细，一两（30 g）　生龙骨捣碎，五钱（15 g）　生牡蛎捣碎，五钱（15 g）　生龟板捣碎，五钱（15 g）　生杭芍五钱（15 g）玄参五钱（15 g）　天冬五钱（15 g）　川楝子捣碎，二钱（6 g）　生麦芽二钱（6 g）　茵陈二钱（6 g）　甘草一钱

半（4.5 g）

【用法】水煎服。

【功用】镇肝息风，滋阴潜阳。

【主治】类中风。头晕目眩，目胀耳鸣，脑部热痛，面色如醉，心中烦热，或时常噫气，或肢体渐觉不利，口眼渐形㖞斜；甚或眩晕颠仆，昏不知人，移时始醒；或醒后不能复原，脉弦长有力。

【临床应用】常用于高血压病、高血压脑病、血管性头痛等证属肝肾阴虚，阳亢化风者。

【方歌】张氏镇肝熄风汤，龙牡龟牛制亢阳，代赭天冬元芍草，茵陈川楝麦芽襄。

【巧记】天（天冬）涯（生麦芽）少（生杭芍）草（甘草）龙（生龙骨）牡（生牡蛎）恋（川楝子），牛（怀牛膝）鬼（生龟板）折（生赭石）姻（茵陈）缘（玄参）。

天麻钩藤饮

《中医内科杂病证治新义》

【组成】天麻（9 g）　　钩藤后下（12 g）　　生决明先煎（18 g）　　山栀　黄芩（各9 g）　　川牛膝（12 g）杜仲　益母草　桑寄生　夜交藤　朱茯神（各9 g）

（原著中本方无用量）

【用法】水煎服。

【功用】平肝息风，清热活血，补益肝肾。

【主治】肝阳偏亢，肝风上扰证。头痛，眩晕，失眠，舌红苔黄，脉弦数。

【临床应用】常用于高血压病、神经血管性头痛、顽固性失眠、围绝经期综合征等证属肝阳偏亢，肝风上扰者。

【方歌】天麻钩藤益母桑，栀芩清热决潜阳，杜仲牛膝益肾损，茯神夜交安眠良。

【巧记】天麻钩藤教（夜交藤）绝（生决明）技（桑寄生），诸神（朱茯神）擒（黄芩）牛（川牛膝）众（杜仲）致（山栀）意（益母草）。

大定风珠

《温病条辨》

【组成】生白芍6钱（18 g）　　阿胶三钱（9 g）生龟板四钱（12 g）　　干地黄六钱（18 g）　　麻仁二钱（6 g）　　五味子二钱（6 g）　　生牡蛎四钱（12 g）　　麦冬六钱（18 g）　　炙甘草四钱（12 g）　　鸡子黄生，二枚（2个）　　鳖甲生，四钱（12 g）

【用法】水煎去渣，入阿胶烊化，再入鸡子黄搅匀，分3次温服。

【功用】滋阴息风。

【主治】阴虚风动证。温病后期，神倦瘛疭，舌绛苔少，脉气虚弱，时时欲脱者。

【临床运用】常用于脑炎后期、中风后遗症、甲状腺功能亢进症、帕金森病等证属阴虚风动者。

【方歌】大定风珠鸡子黄，胶芍三甲五味襄，麦冬生地麻仁草，滋阴息风是妙方。

【巧记】贾（鳖甲）母（生牡蛎）五（五味子）弟（干地黄）少（生白芍）归（生龟板），阿（阿胶）妈（麻仁）买（麦冬）草（炙甘草）鸡（鸡子黄）。

第十四章　治燥剂

杏苏散

《温病条辨》

【组成】苏叶（9g）　半夏（9g）　茯苓（9g）甘草（3g）　前胡（9g）　苦桔梗（6g）　枳壳（6g）生姜（3片）　橘皮（6g）　大枣去核（3枚）　杏仁（9g）（原著中本方无用量）

【用法】水煎服。

【功用】轻宣凉燥，理肺化痰。

【主治】外感凉燥证。恶寒无汗，头微痛，咳嗽痰稀，鼻塞咽干，苔白，脉弦。

【临床应用】常用于感冒、流行性感冒、慢性支气管炎、支气管扩张、肺气肿等证属外感凉燥者。

【方歌】杏苏散内夏陈前，枳桔苓草姜枣添，轻宣温润治凉燥，嗽止痰化病自痊。

【巧记】夏（半夏）苓（茯苓）姓（杏仁）苏（苏叶），只（枳壳）找（大枣）姜（生姜）草（甘草）局（橘皮）借（苦桔梗）钱（前胡）。

桑杏汤

《温病条辨》

【组成】桑叶一钱 (3 g)　　杏仁一钱五分 (4.5 g)
沙参二钱 (6 g)　　象贝一钱 (3 g)　　香豉一钱 (3 g)
栀皮一钱 (3 g)　　梨皮一钱 (3 g)

【用法】水煎，顿服。

【功用】清宣温燥，润肺止咳。

【主治】外感温燥证。头痛，身热不甚，微恶风寒，口渴，咽干鼻燥，干咳无痰，或痰少而黏，舌红，苔薄白而干，脉浮数而右脉大。

【临床应用】常用于上呼吸道感染、急性支气管炎、支气管扩张伴咯血、百日咳等证属外感温燥，灼伤肺津者。

【方歌】桑杏汤中象贝宜，沙参栀豉与梨皮，身热咽干咳痰少，辛凉甘润燥能医。

【巧记】傻（沙参）贝母（象贝）只（栀皮）吃（香豉）桑（桑叶）杏（杏仁）梨皮（梨皮）。

清燥救肺汤

《医门法律》

【组成】霜桑叶经霜者，去枝、梗，净叶，三钱（9g）石膏煅，二钱五分（7.5g）　甘草一钱（3g）　人参七分（2g）　胡麻仁炒，研，一钱（3g）　真阿胶八分（3g）麦门冬去心，一钱二分（3.5g）　杏仁炮，去皮尖，炒黄，七分（2g）　枇杷叶刷去毛，蜜涂炙黄，一片（3g）

【用法】水煎，频频热服。

【功用】清燥润肺，益气养阴。

【主治】温燥伤肺证。身热头痛，干咳无痰，气逆而喘，咽喉干燥，鼻燥，胸满胁痛，心烦口渴，舌干少苔，脉虚大而数。

【临床应用】常用于肺炎、支气管炎、支气管扩张、肺气肿、慢性咽喉炎、肺癌等证属温燥伤肺，气阴两伤者。

【方歌】清燥救肺参草杷，石膏胶杏麦胡麻。经霜收下干桑叶，滋阴润肺效堪夸。

【巧记】商（霜桑叶）人（人参）石（石膏）草（甘草）胶（真阿胶），胡（胡麻仁）批（枇杷叶）卖（麦门冬）杏仁。

麦门冬汤

《金匮要略》

【组成】麦门冬七升（42 g）　半夏一升（6 g）
人参三两（9 g）　甘草二两（6 g）　粳米三合（6 g）
大枣十二枚（4 g）

【用法】水煎服。

【功用】滋养肺胃，降逆下气。

【主治】

1. 虚热肺痿。咳唾涎沫，短气喘促，咽干口
燥，舌红少苔，脉虚数。

2. 胃阴不足证。气逆呕吐，口渴咽干，舌红少
苔，脉虚数。

【临床应用】常用于慢性支气管炎、支气管扩
张、慢性咽喉炎、肺尘埃沉着症、肺结核等证属肺
胃阴虚，气火上逆者。亦治胃及十二指肠溃疡、慢
性萎缩性胃炎、妊娠呕吐等证属胃阴不足，气逆呕
吐者。

【方歌】麦门冬汤用人参，枣草粳米半夏存，
肺痿咳逆因虚火，清养肺胃此方珍。

【巧记】夏（半夏）大（大枣）人（人参）卖

（麦门冬）炒（甘草）米（粳米）。

百合固金汤

《慎斋遗书》

【组成】熟地黄三钱（9 g）　　生地黄三钱（9 g）
当归三钱（9 g）　　白芍一钱（3 g）　　甘草一钱（3 g）
桔梗八分（2 g）　　玄参八分（2 g）　　贝母一钱半（6 g）
麦冬一钱半（5 g）　　百合一钱半（5 g）

【用法】水煎服。

【功用】滋润肺肾，止咳化痰。

【主治】肺肾阴亏，虚火上炎证。咳嗽气喘，痰中带血，咽喉燥痛，头晕目眩，午后潮热，舌红少苔，脉细数。

【临床应用】常用于慢性支气管炎、肺结核、支气管扩张伴咯血、慢性咽喉炎、自发性气胸等证属肺肾阴虚，虚火上炎者。

【方歌】百合固金二地黄，玄参贝母桔甘藏，麦冬芍药当归配，喘咳痰血肺家伤。

【巧记】二地（生地黄、熟地黄）卖（麦冬）芍（白芍）草（甘草），百（百合）元（玄参）皆（桔梗）归（当归）母（贝母）。

第十五章 祛湿剂

藿香正气散
《太平惠民和剂局方》

【组成】大腹皮　白芷　紫苏　茯苓去皮，各一两（各3g）　半夏曲　白术　陈皮去白　厚朴去粗皮，姜汁炙　苦桔梗各二两（各6g）　藿香去土，三两（9g）　甘草炙，二两半（6g）

【用法】散剂，每服6g，生姜3片，大枣1枚，煎汤送服；亦可作汤剂，水煎服。

【功用】解表化湿，理气和中。

【主治】外感风寒，内伤湿滞证。霍乱吐泻，恶寒发热，头痛，胸膈满闷，脘腹疼痛，舌苔白腻，脉浮或濡缓；以及山岚瘴疟，水土不服等。

【临床应用】常用于急性胃肠炎、急性肠炎、胃肠型感冒、消化不良等证属外感风寒，内伤湿滞者。

【方歌】藿香正气大腹苏，甘桔陈苓术朴俱，夏曲白芷加姜枣，感伤岚瘴并能驱。

【巧记】陈（陈皮）姐（苦桔梗）服（茯苓）下（半夏曲）腹皮（大腹皮）草（甘草）后（厚朴）想（藿香）找（大枣）江（生姜）苏（紫苏）白蜘蛛（白芷、白术）。

平胃散
《简要济众方》

【组成】苍术四两（12 g）　厚朴三两（9 g）　陈橘皮二两（6 g）　甘草炙，一两（3 g）

【用法】共研细末，每服 4～6 g，姜枣煎汤送下；亦可作汤剂，加生姜 2 片，大枣 2 枚，水煎服。

【功用】燥湿运脾，行气和胃。

【主治】湿滞脾胃证。脘腹胀满，不思饮食，口淡无味，恶心呕吐，嗳气吞酸，肢体沉重，怠惰嗜卧，常多自利，舌苔白腻而厚，脉缓。

【临床运用】常用于慢性胃炎、消化不良、慢性肠炎、胃肠神经官能症、慢性胆囊炎、胆石症等证属湿滞脾胃者。

【方歌】平胃散是苍术朴，陈皮甘草四般药，除湿散满祛瘴岚，调胃诸方从此扩。

【巧记】姜（生姜）枣（大枣）草（甘草）皮（陈橘皮）厚（厚朴），叔（苍术）不吃。

茵陈蒿汤
《伤寒论》

【组成】茵陈六两（18 g）　栀子擘，十四枚（12 g）大黄去皮，二两（6 g）

【用法】水煎服。

【功用】清热利湿退黄。

【主治】湿热黄疸。一身面目俱黄，黄色鲜明，身热，无汗或但头汗出，口渴欲饮，腹微满，小便短赤，舌红苔黄腻，脉沉数或滑数有力。

【临床应用】常用于急性病毒性或药物性肝炎、急性胆囊炎、胆石症、溶血症、钩端螺旋体病等所致黄疸，证属湿热者。

【方歌】茵陈蒿汤治胆黄，阴阳寒热细推详，阳黄大黄栀子入，阴黄附子与干姜。亦有不用茵陈者，加草柏皮栀子汤。

【巧记】茵陈治（栀子）黄（大黄）。

三仁汤

《温病条辨》

【组成】杏仁五钱（15 g）　飞滑石六钱（18 g）
白通草二钱（6 g）　白蔻仁二钱（6 g）　竹叶二钱（6 g）
厚朴二钱（6 g）　生薏苡仁六钱（18 g）　半夏五钱
（15 g）

【用法】水煎服。

【功用】清利湿热，宣畅气机。

【主治】湿温初起或暑温夹湿之湿重于热证。
头痛恶寒，身重疼痛，肢体倦怠，面色淡黄，胸闷
不饥，午后身热，苔白不渴，脉弦细而濡。

【临床运用】常用于感染性疾病、胃肠道疾病
等证属感受湿热，邪在气分，湿重于热者。

【方歌】三仁杏蔻薏苡仁，朴夏白通滑竹伦，
水用甘澜扬百遍，湿温初起法堪遵。

【巧记】三人（杏仁、白蔻仁、生薏苡仁）后
（厚朴）半（半夏）夜（竹叶）通（白通草）话
（飞滑石）。

八正散

《太平惠民和剂局方》

【组成】车前子　瞿麦　萹蓄　滑石　山栀子仁　甘草炙　木通　大黄面裹煨，去面，切，焙，各一斤（各9g）

【用法】散剂，每服6～10g，灯芯草煎汤送服；亦可作汤剂，加灯芯草，水煎服。

【功用】清热泻火，利水通淋。

【主治】湿热淋证。尿频尿急，溺时涩痛，淋沥不畅，尿色浑赤，甚则癃闭不通，小腹急满，口燥咽干，舌苔黄腻，脉滑数。

【临床应用】常用于急性泌尿系统感染、泌尿系统结石、前列腺炎等证属湿热下注膀胱者。

【方歌】八正木通与车前，萹蓄大黄滑石研，草梢瞿麦兼栀子，煎加灯草痛淋蠲。

【巧记】六一（滑石、甘草）去（瞿麦）黄（大黄）山（山栀子仁），通（木通）宿（萹蓄）等（灯芯草）车（车前子）。

二妙散

《丹溪心法》

【组成】黄柏炒　苍术米泔水浸, 炒（各15 g）（原著中本方无用量）

【用法】二药等分, 研细末和匀, 每次3～6 g; 或制成丸剂, 每次6 g; 亦可作汤剂, 水煎服。

【功用】清热燥湿。

【主治】湿热下注证。筋骨疼痛, 或两足痿软, 或足膝红肿疼痛, 或湿热带下, 或下部湿疮, 小便短赤, 舌苔黄腻。

【临床应用】常用于风湿性关节炎、湿疹、夏季皮炎、足癣、坐骨神经痛、痛风性关节炎、阴道炎、口腔溃疡、溃疡性结肠炎等证属湿热下注者。

【方歌】二妙散中苍柏煎, 若云三妙膝须添, 痿痹足疾堪多服, 湿热全除病自痊; 再加苡仁名四妙, 渗湿健脾功更全。

【巧记】二妙藏（苍术）黄柏。

甘露消毒丹

《医效秘传》

【组成】飞滑石十五两（15 g）　淡黄芩十两（10 g）
绵茵陈十一两（11 g）　石菖蒲六两（6 g）　川贝母
木通各五两（各5 g）　藿香　连翘　白蔻仁　薄荷
射干各四两（各4 g）

【用法】作汤剂，水煎服；散剂，每服6～9 g；
或为丸剂，每服9～12 g。

【功用】利湿化浊，清热解毒。

【主治】湿温时疫，邪在气分，湿热并重证。
发热倦怠，胸闷腹胀，肢酸咽痛，身目发黄，颐肿
口渴，小便短赤，泄泻淋浊，舌苔白腻或黄腻或干
黄，脉濡数或滑数。

【临床应用】常用于急性病毒性肝炎、急性胆
囊炎、胆石症、急性肠炎、急性泌尿系统感染、手
足口病、伤寒、副伤寒等证属湿热并重者。

【方歌】甘露消毒蔻藿香，茵陈滑石木通菖，
芩翘贝母射干薄，暑疫湿温为末尝。

【巧记】秦（淡黄芩）香（藿香）莲（连翘）
被（川贝母）射（射干），花（飞滑石）和（薄

荷）尚（石菖蒲）都（白蔻仁）沉（绵茵陈）痛（木通）。

五苓散

《伤寒论》

【组成】猪苓去皮，十八铢（9 g）　　泽泻一两六铢（15 g）　　白术十八铢（9 g）　　茯苓十八铢（9 g）　　桂枝去皮，半两（6 g）

【用法】散剂，每服6～10 g，多饮热水取微汗；亦可作汤剂，温服取微汗。

【功用】利水渗湿，温阳化气。

【主治】

1. 蓄水证。小便不利，头痛微热，烦渴欲饮，甚则水入即吐，舌苔白，脉浮。

2. 痰饮。脐下动悸，吐涎沫而头眩，或短气而咳者。

3. 水湿内停证。水肿，泄泻，小便不利，以及霍乱吐泻等。

【临床应用】常用于急慢性肾炎、肝硬化腹水、急慢性肠炎、泌尿系统感染、心脏病、慢性胃炎、脑积水等证属水湿内停者。

【方歌】五苓散治太阳腑，白术泽泻猪苓茯，膀胱化气添官桂，利便消暑烦渴除。

【巧记】五苓二苓（茯苓、猪苓）泻（泽泻）桂（桂枝）术（白术）。

猪苓汤
《伤寒论》

【组成】猪苓去皮　茯苓　泽泻　阿胶　滑石碎，各一两（各10g）

【用法】水煎服，阿胶烊化。

【功用】利水渗湿，清热养阴。

【主治】水热互结伤阴证。小便不利，发热，口渴欲饮，或心烦不寐，或咳嗽，或呕恶，或下利，舌红苔白或微黄，脉细数。亦治热淋，血淋，小便涩痛，点滴难出者。

【临床应用】常用于泌尿系统感染、肾炎、膀胱炎、产后尿潴留等证属水热互结伤阴者。

【方歌】猪苓汤用猪茯苓，泽泻滑石阿胶并，小便不利兼烦渴，利水养阴热亦平。

【巧记】谢（泽泻）琳（猪苓）琳（茯苓）滑（滑石）跤（阿胶）。

防己黄芪汤

《金匮要略》

【组成】防己—两（12 g）　甘草炒，半两（6 g）
白术七钱半（9 g）　黄芪去芦，一两一分（15 g）

【用法】加生姜 4 片，大枣 1 枚，水煎服。

【功用】益气祛风，健脾利水。

【主治】表虚之风水或风湿证。汗出恶风，身重或肿，或肢节疼痛，小便不利，舌淡苔白，脉浮。

【临床应用】常用于风湿性关节炎、慢性肾小球肾炎、心源性水肿等证属素体气虚，风湿客表或水湿内停者。

【方歌】黄芪防己除姜茯，术甘姜枣共煎尝，此治风水与诸湿，身重汗出服之良。

【巧记】黄（黄芪）草（甘草）房（防己）找（大枣）白（白术）浆（生姜）。

实脾散

《严氏济生方》

【组成】厚朴去皮，姜制，炒　白术　木瓜去瓤
木香不见火　草果仁　大腹子　附子炮，去皮脐　白茯

苓去皮　　干姜炮，各一两（各 30 g）　　甘草炙，半两（15 g）

【用法】加生姜 5 片，大枣 1 枚，水煎服。

【功用】温阳健脾，行气利水。

【主治】脾肾阳虚，水湿内停之阴水。身半以下肿甚，手足不温，口中不渴，胸腹胀满，大便溏薄，舌苔白腻，脉沉弦而迟。

【临床应用】常用于慢性肾小球肾炎、心源性水肿、肝硬化腹水等证属脾肾阳虚，水停气滞者。

【方歌】实脾苓术与木瓜，甘草木香大腹加，草果附姜兼厚朴，虚寒阴水效堪夸。

【巧记】令（白茯苓）父（附子、大腹子）煮（白术）瓜（木瓜）果（草果仁）浆（干姜）后（厚朴）干（甘草）香（木香）。

真武汤

《伤寒论》

【组成】茯苓三钱（9 g）　　芍药三钱（9 g）　　白术二钱（6 g）　　生姜三钱（9 g）　　附子炮，去皮，一枚，破八片（9 g）

【用法】水煎服。

【功用】温阳利水。

【主治】

1. 阳虚水泛证。肢体浮肿或沉重，腰以下为甚，畏寒肢冷，腹痛泄泻，小便不利，或咳喘呕逆，或心悸头眩，舌淡胖，苔白滑，脉沉细。

2. 太阳病发汗太过，阳虚水泛证。汗出不解，其人仍发热，心下悸，头眩，身瞤动，振振欲擗地者。

【临床应用】 常用于慢性肾小球肾炎、甲状腺功能低下、心源性水肿、慢性支气管炎、慢性肠炎、美尼尔综合征、肠结核等证属脾肾阳虚，水湿内盛者。

【方歌】 真武汤壮肾中阳，茯苓术芍附生姜，少阴腹痛有水气，悸眩瞤惕保安康。

【巧记】 林（茯苓）府（附子）少（芍药）煮（白术）姜（生姜）。

苓桂术甘汤
《金匮要略》

【组成】 茯苓四两（12 g）　桂枝三两（9 g）　白术三两（9 g）　甘草炙，二两（6 g）

【用法】 水煎服。

【功用】温阳化饮，健脾利水。

【主治】痰饮病中阳不足证。胸胁支满，目眩心悸，短气而咳，舌苔白滑，脉弦滑或沉紧。

【临床应用】常用于慢性支气管炎、支气管哮喘、心源性水肿、慢性肾小球肾炎水肿、梅尼埃病、神经官能症等证属中阳不足，痰饮内停者。

【方歌】苓桂术甘化饮剂，温阳化饮又健脾，饮邪上逆胸胁满，水饮下行悸眩去。

【巧记】桂（桂枝）林（茯苓）有白（白术）草（甘草）。

萆薢分清饮（原名萆薢分清散）
《杨氏家藏方》

【组成】益智仁　川萆薢　石菖蒲　乌药各等分（各9g）

【用法】水煎服。

【功用】温肾利湿，分清化浊。

【主治】下焦虚寒之膏淋、白浊。小便频数，混浊不清，白如米泔，凝如膏糊，舌淡苔白，脉沉。

【临床应用】常用于慢性前列腺炎、慢性肾盂肾炎、慢性肾炎、慢性盆腔炎、乳糜尿等证属下焦虚寒，湿浊不化者。

【方歌】萆薢分清石菖蒲，萆薢乌药益智俱，或益茯苓盐煎服，分清化浊温肾湿。

【巧记】巫（乌药）医（益智仁）比（川萆薢）唱（石菖蒲）。

完带汤

《傅青主女科》

【组成】白术土炒，一两（30 g）　山药炒，一两（30 g）　人参二钱（6 g）　白芍酒炒，五钱（15 g）　车前子酒炒，三钱（9 g）　苍术制，三钱（9 g）　甘草一钱（3 g）　陈皮五分（2 g）　黑芥穗五分（2 g）　柴胡六分（2 g）

【用法】水煎服。

【功用】补脾疏肝，化湿止带。

【主治】脾虚肝郁，湿浊下注之带下证。带下色白，清稀无臭，倦怠便溏，舌淡苔白，脉缓或濡弱。

【临床应用】常用于慢性阴道炎、慢性宫颈炎、慢性盆腔炎等证属脾虚肝郁，湿浊下注者。

【方歌】完带汤中用白术，山药人参白芍辅，苍术车前黑芥穗，陈皮甘草与柴胡。

【巧记】白（白术）人（人参）苍（苍术）山（山药）批（陈皮）草（甘草）药（芍药，原方中为白芍），糊（柴胡）疕（黑芥穗）子（车前子）。

独活寄生汤
《备急千金要方》

【组成】独活三两（9 g）　桑寄生二两（6 g）　杜仲二两（6 g）　牛膝二两（6 g）　细辛二两（6 g）　秦艽二两（6 g）　茯苓二两（6 g）　肉桂心二两（6 g）防风二两（6 g）　川芎二两（6 g）　人参二两（6 g）甘草二两（6 g）　当归二两（6 g）　芍药二两（6 g）干地黄二两（6 g）

【用法】水煎服。

【功用】祛风湿，止痹痛，益肝肾，补气血。

【主治】痹证日久，肝肾两虚，气血不足证。腰膝疼痛，肢节屈伸不利，或麻木不仁，畏寒喜温，心悸气短，舌淡苔白，脉细弱。

【临床应用】常用于风湿性关节炎、类风湿性关节炎、风湿性坐骨神经痛、慢性腰腿痛、慢性肌筋膜炎、颞颌关节功能紊乱综合征、小儿麻痹症等。

【方歌】独活寄生艽防辛，芎归地芍桂苓均，杜仲牛膝人参草，冷风顽痹屈能伸。

【巧记】九（秦艽）人（人参）细心（细辛）独（独活）寄（桑寄生）贵（肉桂心）药（芍药），杜（杜仲）兄（川芎）放（防风）牛（牛膝）归（当归）伏（茯苓）草（甘草）地（干地黄）。

羌活胜湿汤
《脾胃论》

【组成】羌活一钱（6 g）　独活一钱（6 g）　藁本五分（3 g）　防风五分（3 g）　甘草炙，五分（3 g）　蔓荆子三分（2 g）　川芎二分（1.5 g）

【用法】水煎服。

【功用】祛风胜湿止痛。

【主治】风湿犯表之痹证。肩背痛不可回顾，头痛身重，或腰脊疼痛，难以转侧，苔白，脉浮。

【临床应用】常用于风湿性关节炎、类风湿性关节炎、骨质增生症、强直性脊柱炎等证属风湿在表者。

【方歌】羌活胜湿羌独芎，甘蔓藁本与防风，湿气在表头腰重，发汗升阳有奇功。

【巧记】蔓（蔓荆子）芎（川芎）藁（藁本）草（甘草）防（防风）二活（羌活、独活）胜湿汤。

第十六章 祛痰剂

二陈汤

《太平惠民和剂局方》

【组成】半夏汤洗七次　橘红各五两（各15 g）　白茯苓三两（9 g）　甘草炙，一两半（4.5 g）

【用法】加生姜7片，乌梅1枚，水煎服。

【功用】燥湿化痰，理气和中。

【主治】湿痰证。咳嗽痰多，色白易咯，恶心呕吐，胸膈痞闷，肢体困重，或头眩心悸，舌苔白滑或腻，脉滑。

【临床应用】临床常用于慢性支气管炎、慢性胃炎、梅尼埃病、神经性呕吐等证属湿痰者。

【方歌】二陈汤用半夏陈，益以茯苓甘草成；利气和中燥痰湿，煎加生姜与乌梅。

【巧记】橘（橘红）夏（半夏）领（白茯苓）

草（甘草）莓（乌梅）酱（生姜）。

温胆汤
《三因极一病证方论》

【组成】半夏汤洗七次　竹茹　枳实麸炒，去瓤，各二两（各6g）　陈皮三两（9g）　甘草炙，一两（3g）茯苓一两半（4.5g）

【用法】加生姜5片，大枣1枚，水煎服。

【功用】理气化痰，清胆和胃。

【主治】胆胃不和，痰热内扰证。胆怯易惊，虚烦不宁，失眠多梦，或呕恶呃逆，或眩晕，或癫痫等，苔腻微黄，脉弦滑。

【临床应用】常用于神经官能症、急慢性胃炎、消化性溃疡、慢性支气管炎、梅尼埃病、更年期综合征、癫痫等证属痰热内扰者。

【方歌】温胆夏茹枳陈助，佐以茯草姜枣煮，理气化痰利胆胃，胆郁痰扰诸症除。

【巧记】诸（竹茹）将（生姜）下（半夏）令（茯苓）早（大枣）食（枳实）柑（甘草）皮（陈皮）。

小陷胸汤

《伤寒沦》

【组成】黄连一两（6 g）　半夏洗，半升（12 g）
瓜蒌实大者，一枚（20 g）

【用法】水煎服。

【功用】清热化痰，宽胸散结。

【主治】痰热互结之小结胸证。心下痞闷，按
之则痛，或心胸闷痛，或咳痰黄稠，舌红苔黄腻，
脉滑数。

【临床应用】常用于急性胃炎、胆囊炎、急性
支气管炎、冠心病、肺心病、肝炎、胸膜炎、胸膜
粘连等证属痰热互结者。

【方歌】小陷胸汤连夏蒌，宽胸开结涤痰周，
邪热大陷胸汤治，甘遂硝黄一泻柔。

【巧记】黄连下（半夏）楼（瓜蒌）。

三子养亲汤

《皆效方》，录自《杂病广要》

【组成】白芥子（9 g）　紫苏子（9 g）　莱菔子
（9 g）（原著中本方无用量）

【用法】三药微炒，捣碎，布包微煮，频服。

【功用】温肺化痰，降气消食。

【主治】痰壅气逆食滞证。咳嗽喘逆，痰多胸痞，食少难消，舌苔白腻，脉滑。

【临床应用】常用于慢性阻塞性肺病、支气管哮喘、肺心病等证属寒痰壅盛，肺气不利者，兼食积者尤为适宜。

【方歌】三子养亲祛痰方，芥苏莱菔共煎汤，大便实硬加熟蜜，冬寒更可加生姜。

【巧记】三子来（莱菔子）借（白芥子）书（紫苏子）。

半夏白术天麻汤
《医学心悟》

【组成】半夏一钱五分（9 g）　　天麻一钱（6 g）茯苓一钱（6 g）　橘红一钱（6 g）　白术三钱（18 g）甘草五分（3 g）

【用法】加生姜 1 片，大枣 2 枚，水煎服。

【功用】化痰息风，健脾祛湿。

【主治】风痰上扰证。眩晕，头痛，胸膈痞满，呕恶，舌苔白腻，脉弦滑。

【临床运用】 常用于眩晕、原发性高血压病、脑动脉硬化症、神经衰弱等证属风痰上扰者。

【方歌】半夏白术天麻汤，苓草橘红枣生姜，眩晕头痛风痰盛，痰化风息复正常。

【巧记】白（白术）天（天麻）大枣（大枣）二陈（二陈汤去乌梅）来。

第十七章　消食剂

保和丸

《丹溪心法》

【组成】山楂六两（180 g）　神曲二两（60 g）　半夏　茯苓各三两（各90 g）　陈皮　连翘　莱菔子各一两（各30 g）

【用法】共为末，水泛为丸，每服6~9 g，温开水送下；亦可作汤剂，用量按原方比例酌减。水煎服。

【功用】消食化滞，理气和胃。

【主治】食积证。脘腹痞满胀痛，嗳腐吞酸，恶食呕逆，或大便泄泻，舌苔厚腻，脉滑。

【临床应用】常用于消化不良、急慢性胃炎、肠炎、慢性胆囊炎、腹泻、便秘等证属食积内停者。

【方歌】保和神曲与山楂，苓夏陈翘菔子加，曲糊为丸麦汤下，亦可方中用麦芽。

【巧记】俏（连翘）皮（陈皮）山（山楂）神（神曲）下（半夏）岭（茯苓）来（莱菔子）。

枳实导滞丸

《内外伤辨惑论》

【组成】大黄一两（30 g）　枳实麸炒，去瓤，五钱（15 g）　神曲炒，五钱（15 g）　茯苓去皮，三钱（9 g）　黄芩去腐，三钱（9 g）　黄连拣净，三钱（9 g）　白术三钱（9 g）　泽泻二钱（6 g）

【用法】共为细末，水泛小丸，每服6～9 g，温开水送下，每日两次；亦可作汤剂，水煎服。

【功用】消食导滞，清热祛湿。

【主治】湿热食积证。脘腹胀痛，大便秘结，或下痢泄泻，小便短赤，舌苔黄腻，脉沉有力。

【临床应用】常用于胃肠功能紊乱、消化不良、急性肠炎、细菌性痢疾等证属湿热食积者。

【方歌】枳实导滞首大黄，芩连曲术茯苓襄，泽泻蒸饼糊丸服，湿热积滞力能攘。

【巧记】责（泽泻）令（茯苓）白（白术）实（枳实）勤（黄芩）练（黄连）黄（大黄）曲（神曲）。

健脾丸

《证治准绳》

【组成】白术炒,二两半（75 g）　木香另研　黄连酒炒　甘草各七钱半（各22 g）　白茯苓去皮,二两（60 g）　人参一两五钱（45 g）　神曲炒　陈皮　砂仁　麦芽炒　山楂取肉　山药　肉豆蔻面裹,纸包槌去油,各一两（各30 g）

【用法】共为细末,糊丸或水泛小丸,每服 6～9 g,温开水送下,每日两次；亦可作汤剂,剂量酌减,水煎服。

【功用】健脾和胃,消食止泻。

【主治】脾虚食积证。食少难消,脘腹痞闷,大便溏薄,倦怠乏力,苔腻微黄,脉虚弱。

【临床应用】常用于慢性胃肠炎、胃肠功能紊乱、消化不良等证属脾虚食积者。

【方歌】健脾参术苓草陈,肉蔻香连合砂仁,楂肉山药曲麦炒,消补兼施不伤正。

【巧记】四君（人参、白术、茯苓、甘草）三仙（麦芽、山楂、神曲）要（山药）陈（陈皮）香（木香）连（黄连）杀（砂仁）豆蔻（肉豆蔻）。

第十八章　驱虫剂

乌梅丸
《伤寒论》

【组成】乌梅三百枚（30 g）　　细辛六两（3 g）　　干姜十两（9 g）　　黄连十六两（9 g）　　当归四两（6 g）　附子炮，六两（6 g）　　蜀椒炒香，四两（5 g）　　桂枝六两（6 g）　　人参六两（6 g）　　黄柏六两（6 g）

【用法】乌梅用醋浸一宿，去核打烂，和余药打匀，烘干或晒干，研成细末，加蜜制丸，每服9 g，每日2～3次，空腹温开水送下；亦可作汤剂，水煎服（上方括号内剂量为作汤剂量，供参考）。

【功用】温脏安蛔。

【主治】蛔厥证。腹痛时作，手足厥冷，烦闷呕吐，时发时止，得食即呕，常自吐蛔。亦治久泻、久痢。

【临床运用】 常用于胆道蛔虫症、慢性菌痢、慢性胃肠炎、慢性结肠炎等证属寒热错杂，气血虚弱者。

【方歌】 乌梅丸用细辛桂，人参附子椒姜继，黄连黄柏及当归，温脏安蛔寒厥剂。

【巧记】 乌梅细（细辛）椒（蜀椒）黄柏连（黄连），姜（干姜）桂（桂枝）附子参（人参）归（当归）全。

第十九章　治痈疡剂

仙方活命饮

《校注妇人良方》

【组成】白芷　贝母　防风　赤芍药　当归尾　甘草节　皂角刺（炒）　穿山甲*（炙）　天花粉　乳香　没药各一钱（6 g）　金银花　陈皮各三钱（9 g）

【用法】水煎服，或水酒各半煎服。

【功用】清热解毒，消肿溃坚，活血止痛。

【主治】阳证痈疡肿毒初起。红肿焮痛，或身热凛寒，苔薄白或黄，脉数有力。

【临床应用】常用于蜂窝织炎、化脓性扁桃体炎、乳腺炎、脓疱疮等化脓性炎症证属阳证、实证者。

---

* 现代临床使用代用品。

【方歌】仙方活命君银花，归芍乳没陈皂甲；防芷贝粉甘酒煎，阳证疮疡内消法。

【巧记】白芷当（当归尾）防风，皂（皂角刺）甘（甘草节）穿（穿山甲）金（金银花）花（天花粉），陈（陈皮）贝（贝母）没（没药）芍（赤芍药）香（乳香）。

四妙勇安汤

《验方新编》

【组成】金银花三两（90 g）　玄参三两（90 g）当归二两（60 g）　甘草一两（30 g）

【用法】水煎服。

【功用】清热解毒，活血止痛。

【主治】热毒炽盛之脱疽。患肢暗红微肿灼热，疼痛剧烈，久则溃烂腐臭，甚则脚趾节节脱落，延及足背，烦热口渴，舌红，脉数。

【临床应用】常用于血栓闭塞性脉管炎、糖尿病足、下肢深静脉栓塞、下肢溃疡、急性乳腺炎、带状疱疹等证属热毒炽盛，瘀阻经脉者。

【方歌】四妙勇安金银花，玄参甘草当归加；清热解毒兼活血，热毒脱疽效堪夸。

【巧记】金（金银花）归（当归）玄（玄参）草（甘草）。

阳和汤

《外科证治全生集》

【组成】熟地黄一两（30 g）　麻黄五分（2 g）鹿角胶三钱（9 g）　白芥子炒研，二钱（6 g）　肉桂一钱（3 g）　生甘草一钱（3 g）　姜炭五分（2 g）

【用法】水煎服。

【功用】温阳补血，散寒通滞。

【主治】阳虚寒凝之阴疽。如贴骨疽、脱疽、流注、痰核、鹤膝风等。患处漫肿无头，皮色不变，酸痛无热，口中不渴，舌淡苔白，脉沉细或沉迟。

【临床应用】常用于骨结核、慢性骨髓炎、骨膜炎、慢性淋巴结炎、类风湿性关节炎、无菌性肌肉深部脓肿、坐骨神经炎、血栓闭塞性脉管炎、慢性支气管炎、慢性支气管哮喘、腹膜结核、妇女乳腺小叶增生、痛经等证属阳虚寒凝者。

【方歌】阳和汤法解寒凝，外症虚寒色属阴，熟地鹿胶姜炭桂，麻黄白芥草相承。

【巧记】洋河酒麻（麻黄）口，将（炮姜炭）

鹿（鹿角胶）肉（肉桂）炒（生甘草）熟（熟地黄）解（白芥子）酒。

海藻玉壶汤
《外科正宗》

【组成】海藻　贝母　陈皮　昆布　青皮　川芎　当归　半夏　连翘　甘草节　独活各一钱（3 g）海带五分（1.5 g）

【用法】水煎服。

【功用】化痰软坚，消散瘿瘤。

【主治】气滞痰凝之瘿瘤初起。瘿瘤初起，或肿或硬，或赤或不赤，但未破者服。亦治石瘿，坚硬如石，推之不移，皮色不变，舌淡苔白，脉弦滑。

【临床应用】常用于单纯性甲状腺肿、甲状腺功能亢进症、乳腺增生症、声带小结等证属气滞痰凝者。

【方歌】海藻玉壶带昆布，青陈归芎夏贝母；连翘独活甘草入，化痰散结瘿瘤除。

【巧记】夏（半夏）连（连翘）青（青皮）带（海带）母（贝母）川（川芎）过草（甘草）皮（陈皮），独（独活）归（当归）昆（昆布）海

（海藻）。

大黄牡丹汤

《金匮要略》

【组成】大黄四两（12 g）　　丹皮一两（3 g）　　桃仁五十个（9 g）　　瓜子半升（30 g）　　芒硝三合（6 g）

【用法】水煎服，芒硝溶服。

【功用】泻热破瘀，散结消肿。

【主治】湿热瘀滞之肠痈初起。右下腹疼痛拒按，或右足屈而不伸，伸则痛甚，甚则局部肿痞，或时时发热，自汗恶寒，舌苔薄腻而黄，脉滑数。

【临床应用】常用于急性阑尾炎初起、子宫附件炎、盆腔炎、术后腹腔感染、肺脓肿、肝脓肿等证属湿热瘀滞者。

【方歌】《金匮》大黄牡丹汤，桃仁瓜子芒硝襄，肠痈初起腹按痛，苔黄脉数服之康。

【巧记】大（大黄）人（桃仁）忙（芒硝）担（丹皮）冬瓜（瓜子）。

消瘰丸

《医学心悟》

【组成】 玄参蒸　牡蛎煅，醋研　川贝母去心，蒸，各四两（各12 g）

【用法】 蜜丸，每次9 g，每日两次；亦可作汤剂，水煎服。

【功用】 清热化痰，软坚散结。

【主治】 瘰疬，痰核，瘿瘤初起。颈项结块，或如串珠，咽干，舌红，脉弦滑略数。

【临床应用】 用于乳腺增生病、弥漫性甲状腺肿、甲状腺结节、慢性咽炎、淋巴结炎等证属痰热凝聚者。

【方歌】 消瘰玄参浙贝蛎，肝肾阴亏致瘰疬；咽干口燥脉滑数，加昆藻枯更有力。

【巧记】 消瘰玄（玄参）母（牡蛎）母（川贝母）。

苇茎汤

《外台秘要》引《古今录验方》

【组成】 苇锉，一升（20 g）　薏苡仁半升（15 g）

桃仁去皮、尖、两仁者，五十枚（10 g）　　瓜瓣半升（15 g）

【用法】水煎服。

【功用】清肺化痰，逐瘀排脓。

【主治】肺痈属热毒壅滞，痰瘀互结证。身有微热，咳嗽痰多，甚则咳吐腥臭脓血，胸中隐隐作痛，舌红，苔黄腻，脉滑数。

【临床应用】常用于肺脓肿、大叶性肺炎、支气管炎、百日咳等证属肺热痰瘀互结者。

【方歌】苇茎汤方出《千金》，桃仁薏苡冬瓜仁，肺痈痰热兼瘀血，化浊排脓病自宁。

【巧记】苇茎忆（薏苡仁）瓜（瓜瓣）桃（桃仁）。

透脓散
《外科正宗》

【组成】生黄芪四钱（12 g）　　当归二两（6 g）
穿山甲一钱五分（5 g）　　皂角刺一钱半（5 g）　　川芎三钱（9 g）

【用法】水煎服，临服入酒适量。

【功用】补气养血，托毒溃痈。

【主治】气血两虚，疮痈脓成难溃。疮痈内已成脓，无力外溃，漫肿无头，或酸胀热痛。

【临床应用】常用于痈、蜂窝织炎、肛周脓肿、化脓性扁桃体炎、乳腺炎、产后乳汁不行、糖尿病周围神经病变等证属正气不足，酿脓难溃者。

【方歌】透脓散益气透脓，山甲归芪皂刺芎，痈疡肿毒久不愈，活血通络能消肿。

【巧记】黄芪造（皂角刺）假（穿山甲）当（当归）穷（川芎）

托里消毒散
《外科正宗》

【组成】人参　黄芪　白术　茯苓　当归　白芍　川芎　金银花各一钱（各3g）　甘草　白芷　皂角针　桔梗各五分（各1.5g）

【用法】水煎温服。

【功用】补气养血，托里排脓。

【主治】气血亏虚，痈疽已成不得内消之证。肿疡基底根部散漫不收、久不化脓，或溃后脓出不畅，或脓水稀薄，腐肉不去、新肉不生，面色少华，脉虚无力。

【临床应用】常用于蜂窝组织炎、化脓性扁桃体炎、乳腺炎、脓疱疮、疔肿、深部脓肿等急性化脓性疾病后期疼痛不显，红肿而颜色深暗等证属气血亏虚，痈疽已成不得内消者。

【方歌】托里消毒芪四君，归芍芎芷桔刺银；疮疡体虚脓不溃，托里排脓宜扶正。

【巧记】黄芪四君（人参、白术、茯苓、甘草）归（当归）川（川芎），嫂（白芍）子（白芷）急（桔梗）造（皂角刺）银（金银花）。

第二十章 其他

第一节 五官科

益气聪明汤
《东垣试效方》

【组成】黄芪　人参各五钱（15 g）　　葛根　蔓荆子各三钱（9 g）　　白芍　黄柏如有热烦乱，春月渐加，夏倍之，如脾虚去之，热减少用，各二钱（各6 g）　　升麻一钱半（4.5 g）　　炙甘草一钱（3 g）

【用法】水煎服。

【功用】益气升阳，聪耳明目。

【主治】内障目昏，耳鸣耳聋。

【临床运用】常用于各种原因引起的耳鸣、头昏、眩晕、颈椎病、脑动脉硬化、高血压病、耳鸣、痴呆等证属脾胃虚弱，清阳不升者。

【方歌】益气聪明汤蔓荆，升葛参芪黄柏并，再加芍药炙甘草，耳聋目障服之清。

【巧记】益气聪明参（人参）芪（黄芪）草（炙甘草），升（升麻）葛（葛根）荆子（蔓荆子）芍（白芍）柏（黄柏）好。

通窍汤

《万病回春》

【组成】防风　羌活　藁本　升麻　干葛　川芎　苍术　白芷各一钱（各3g）　麻黄　川椒　细辛　甘草各三分（各1g）

【用法】水煎服。

【功用】通鼻散寒。

【主治】外感风寒引起的鼻塞、声重、流涕、头痛等。

【临床运用】常用于过敏性鼻炎、上呼吸道感染等证属外感风寒阻于窍道者。

【方歌】通窍汤是回春方，羌防藁芎与麻黄，苍芷细辛升麻葛，鼻塞声重风寒伤。

【巧记】通窍本（藁本）防（防风）川（川芎）羌活升（升麻）仓（苍术），干（甘草）妈

（麻黄）只（白芷）干（干葛）焦（川椒）心
（细辛）。

温肺止流丹
《辨证录》

【组成】诃子（3 g）　甘草（3 g）　桔梗（9 g）
石首鱼脑骨煅过存性, 为末（15 g）　荆芥（1.5 g）　细
辛（1.5 g）　人参（1.5 g）（原著中本方无用量）

【用法】水煎服。

【功用】温肺化饮, 通窍止涕。

【主治】肺气虚寒之鼻渊。鼻流清涕, 经年不
愈, 短气自汗, 脉弱。

【临床运用】常用于慢性鼻炎、萎缩性鼻炎、
鼻窦炎等证属肺气虚寒者。

【方歌】温肺止流鼻渊因, 火煅鱼骨涩性存,
荆芥桔梗与甘草, 人参诃子兼细辛。

【巧记】温肺止流诃子参（人参）, 鱼脑骨（石
首鱼脑骨）及（桔梗）细（细辛）草（甘草）荆
（荆芥）。

养阴清肺汤

《重楼玉钥》

【组成】大生地二钱 (6 g)　　麦冬一钱二分 (4 g)
生甘草五分 (2 g)　　元参钱半 (5 g)　　贝母去心, 八分
(3 g)　　丹皮八分 (3 g)　　薄荷五分 (2 g)　　炒白芍八分
(3 g)

【用法】水煎服。

【功用】养阴清肺, 解毒利咽。

【主治】阴虚肺燥之白喉。喉间起白如腐, 不
易拭去, 咽喉肿痛, 初起发热或不发热, 鼻干唇燥,
或咳或不咳, 呼吸有声, 似喘非喘, 脉数无力或
细数。

【临床运用】常用于急性扁桃体炎、急慢性咽
喉炎、白喉、鼻咽癌等证属阴虚燥热证者。

【方歌】养阴清肺是妙方, 元参草芍麦地黄。
薄荷贝母丹皮入, 时疫白喉急煎尝。

【巧记】元 (元参) 生 (大生地) 卖 (麦冬)
货, 单 (丹皮) 少 (炒白芍) 河 (薄荷) 北 (贝
母) 草 (生甘草)。

除风益损汤

《原机启微》

【组成】熟地黄　当归、白芍、川芎（各6g）藁本、前胡、防风（各4.5g）（原著中本方无用量）

【用法】水煎服。

【功用】疏风清热，养血活血。

【主治】眼目外伤，睛珠突出及血虚生翳膜，产后目痛。

【临床运用】常用于眼科外科疾病、白内障、产后眼病等。

【方歌】除风益损治目伤，四物藁本与前防，当归养血治睛痛，亦用四物芷防羌。

【巧记】除风益损用四物（熟地黄、当归、白芍、川芎），藁（藁本）前（前胡）防风加味服。

第二节　妇产科
两地汤

《傅青主女科》

【组成】大生地酒炒，一两（30g）　　元参一两

（30 g）　白芍酒炒，五钱（15 g）　麦冬肉五钱（15 g）

地骨皮三钱（9 g）　阿胶烊化，三钱（9 g）

【用法】水煎服。

【功用】滋阴清热。

【主治】阴虚血热证。肾水不足，虚热内炽，月经先期，量少色红，质稠黏，伴有潮热、盗汗，咽干口燥，舌红苔少，脉细数无力者。

【临床应用】常用于青春期功能失调性子宫出血、精液不液化、精液量少、黄体功能不全等证属阴虚火旺者。

【方歌】两地汤方地骨皮，胶芍冬地及元参，月经先期因虚热，清经凉血复滋阴。

【巧记】璇（元参）妹叫（阿胶）二弟（大生地、地骨皮）吃烧（白芍）麦（麦冬肉）。

保阴煎

《景岳全书》

【组成】生地黄二钱（6 g）　熟地黄二钱（6 g）

芍药二钱（6 g）　山药一钱半（5 g）　续断一钱半（5 g）

黄芩一钱半（5 g）　黄柏一钱半（5 g）　生甘草一钱

（3 g）

【用法】水煎服，温服。

【功用】滋阴降火，清热凉血。

【主治】阴虚内热证。症见带下淋浊，色赤带血，血崩便血，舌红，脉数。

【临床应用】临床主要用于月经过多、先兆流产、功能性子宫出血等病症。

【方歌】保阴煎中两地芍，芩柏山药续断草，血热经多并烦渴，清热凉血功效好。

【巧记】二弟（生地黄、熟地黄）请（黄芩）（黄柏）要（芍药）续（续断）山（山药）草（生甘草）。

寿胎丸

《医学衷中参西录》

【组成】菟丝子炒炖，四两（120 g）　桑寄生二两（60 g）　川续断二两（60 g）　阿胶二两（60 g）

【用法】上药将前三味轧细，水化阿胶和为丸，每丸重 0.3 g。每次服二十丸，开水送下，每日两次。作汤剂，水煎服，阿胶烊化。

【功用】补肾固冲，安胎。

【主治】

1. 胎漏、胎动不安，用于肾虚证。

2. 滑胎，用于肾虚脾弱证。

3. 崩漏，用于肾气不足、冲任不固证。

【临床应用】常用于习惯性流产（肾虚脾弱证）、先兆性流产（肾虚证）、功能失调性子宫出血（肾气不足、冲任不固证）。

【方歌】菟丝四两壮胎气，续断寄生二两胶，食少炒术脂地补，气虚下陷参芪调。

【巧记】土（菟丝子）胶（阿胶）继（桑寄生）续（川续断）。

第三节　皮肤科
除湿胃苓汤
《医宗金鉴》

【组成】苍术炒　厚朴姜炒　陈皮　猪苓　泽泻　赤茯苓　白术土炒　滑石　防风　山栀子（生，研）木通各一钱（各 3 g）　肉桂　甘草生，各三分（各 1 g）

【用法】水煎，加灯芯草 165 cm，空腹时服。

【功用】清热燥湿，理气和中。

【主治】缠腰火丹。水泡大小不等，其色黄白，破烂流水，痛甚，伴见纳差便溏，舌淡苔白腻，脉滑。

【临床应用】用于带状疱疹及带状疱疹后遗神经痛等证属湿热者。

【方歌】除湿胃苓厚朴苍，陈泽赤苓猪苓尝，木通肉桂草灯芯，白术防风滑栀襄。

【巧记】六一散（滑石、甘草）仓（苍术）促（白术）防（防风）五苓散（赤茯苓、猪苓、泽泻、肉桂）通（木通）陈（陈皮）后（厚朴）山（山栀子）。

第四节　骨科
蠲痹汤
《医学心悟》

【组成】羌活　独活各一钱（各3g）　桂心五分（1.5g）　秦艽一钱（3g）　当归三钱（9g）　川芎七分（2.1g）　甘草炙，五分（1.5g）　海风藤二钱（6g）桑枝三钱（9g）　乳香　木香各八分（各2.4g）

【用法】水煎服。

【功用】祛风除湿，蠲痹止痛。

【主治】风寒湿三气合而成痹，肢体重着，关节酸痛，活动不利，得热则减，遇阴雨寒冷则加剧，舌苔白腻，脉弦紧。

【临床应用】常用于风湿性关节炎、肩周炎、血管性颈痛、颈动脉综合征证属风寒湿三气合而成痹者。

【方歌】蠲痹汤中羌独秦，桑枝桂心海风藤，归芎甘草乳木香，祛风止痛此方良。

【巧记】蠲痹强（羌活）独（独活）擎（秦艽），草（甘草）桑（桑枝）归（当归）胸（川芎）海（海风藤），桂心乳（乳香）木香。

薏苡仁汤
《类证治裁》

【组成】薏苡仁（30 g）　当归（10 g）　川芎（7 g）　生姜（10 g）　桂枝（10 g）　羌活（10 g）　独活（10 g）　防风（10 g）　白术（10 g）　甘草（6 g）　川乌（6 g）　麻黄（6 g）（原著中本方无用量）

【用法】水煎，一日一剂，半饿时分 3 次温服。

【功用】祛风除湿，散寒止痛。

【主治】湿痹。症见关节疼痛，痛有定处，重着麻木，手脚沉重，苔白腻，脉濡缓。

【临床应用】常用于风湿性关节炎、类风湿性关节炎、腰椎间盘突出症等证属湿痹者。

【方歌】薏苡仁苍麻桂独，防羌芎归姜二乌，湿痹节痛重麻木，加己草薢效更著。

【巧记】一仁（薏苡仁）兄（川芎）常干（甘草）两活（独活、羌活），将（生姜）马（麻黄）房（防风）屋（川乌）当（当归）贵（桂枝）屋（白术）。

桂枝芍药知母汤
《金匮要略》

【组成】桂枝四两（12 g）　　芍药三两（9 g）　　甘草二两（6 g）　　麻黄二两（6 g）　　生姜五两（15 g）　　白术五两（15 g）　　知母四两（12 g）　　防风四两（12 g）附子炮，二枚（15 g）

【用法】水煎，温服。

【功用】祛风除湿，散寒除痹，滋阴清热。

【主治】历节。肢体关节肿大疼痛，身体瘦弱，脚肿如脱，头眩短气，时时欲吐，舌淡苔白，脉沉细。

【临床运用】常用于风湿性关节炎、类风湿性关节炎、肩关节周围炎、原发性坐骨神经痛、急性痛风、慢性肌筋膜炎、骨质增生症等证属风寒湿邪痹阻关节，化热伤阴者。

【方歌】桂枝芍药知母汤，附子麻黄以通阳，术草防风鲜生姜，调营养卫总如常。

【巧记】桂枝芍药知母汤，甘（甘草）术（白术）麻黄姜（生姜）附（附子）防（防风）。

桃红饮
《类证治裁》

【组成】桃仁　红花　当归尾　川芎　威灵仙各三钱（各9 g）

【用法】水煎，加麝香少许冲服。

【功用】活血祛瘀，祛风利痹。

【主治】痹证，败血入络。主治痹证日久，瘀血阻滞所致肢节疼痛，舌淡，苔白，脉弦细。

【临床运用】用于类风湿性关节炎、风湿性关节炎、痛风性关节炎、颈椎病、腰椎间盘突出症、骨质增生、糖尿病周围神经病变等证属瘀血阻络者。

【方歌】桃红饮内有桃红，芎归灵仙煎煮汤，痹症日久瘀血阻，瘀化血活自然康。

【巧记】灵仙（威灵仙）兄（川芎）闻香（麝香）追（当归尾）桃（桃仁）红（红花）。

乌头汤
《金匮要略》

【组成】麻黄　芍药　黄芪各三两（各9g）　甘草炙，三两（9g）　川乌咬咀，以蜜二升，煎取一升，即出乌头，五枚（6g）

【用法】先以蜜400 ml，煎煮乌头取200 ml，余药水煎，去渣，同蜜更煎，温服。

【功用】温经散寒，祛湿止痛。

【主治】寒湿痹证。关节剧痛，不可屈伸，畏寒喜热，舌淡苔白滑，脉沉弦。

【临床运用】用于关节炎、类风湿性关节炎等寒湿痹证者。

【方歌】历节疼来不屈伸，或加脚气痛为均，芍芪麻草皆三两，五粒乌头煮蜜匀。

【巧记】乌（川乌）头麻（麻黄）黄芪，芍药甘草蜜。